U0397127

广西中医护理质控中心　广西中医药大学第一附属医院／编

黄　沂　周艳琼——主编

中医特色护理技术操作规程

广西科学技术出版社
·南宁·

图书在版编目（CIP）数据

中医特色护理技术操作规程 / 广西中医护理质控中心，广西中医药大学第一附属医院编；黄沂，周艳琼主编 . —南宁：广西科学技术出版社，2023.12

ISBN 978-7-5551-1980-7

Ⅰ. ①中… Ⅱ. ①广… ②广… ③黄… ④周… Ⅲ. ①中医学—护理学—技术操作规程 Ⅳ. ①R248-65

中国国家版本馆CIP数据核字（2023）第126672号

中医特色护理技术操作规程

广西中医护理质控中心
广西中医药大学第一附属医院　编

黄　沂　周艳琼　主编

责任编辑：陈剑平　　　　　　　　　　　责任校对：冯　靖
责任印制：韦文印　　　　　　　　　　　装帧设计：夏　军
设计制作：吴　康

出　版　人：梁　志
出版发行：广西科学技术出版社
社　　　址：广西南宁市东葛路66号　　　邮政编码：530023
网　　　址：http://www.gxkjs.com

印　　　刷：广西壮族自治区地质印刷厂

开　　　本：787 mm×1092 mm　　1/16
字　　　数：200千字　　　　　　　　　　印　　张：17
版　　　次：2023年12月第1版
印　　　次：2023年12月第1次印刷
书　　　号：ISBN 978-7-5551-1980-7
定　　　价：58.00元

编委会

主　编：黄　沂　周艳琼

副主编：苏宇虹　黄华勇　邓　旭　孔秀莲　徐德梅

编　委：（按姓氏笔画排序）

王涛艳　韦金鸢　文娟娟　邓月桂　石丹梅

吕惠灵　刘　娥　刘玲玲　农秀明　农彩芬

阮超明　言彩蝶　李　可　李　莉　李　瑛

李　静　李丽彬　杨小凤　肖家骥　吴碧兰

何　云　何锦玉　何翠红　邹丽丽　沈秀芬

张　杨　张丽秀　张玮珈　陆小娇　陈　媛

陈　静　陈启娟　陈荣群　陈柘芸　周　丽

周英妮　郑　艺　赵玉玲　胡恕艳　秦娟文

郭艺贞　唐　敏　唐琳芳　黄玉娴　黄艳君

黄莉丽　黄彩云　黄筱瑛　黄慧红　梁光梅

彭　霞　彭丁丁　蒋茜群　蒋菲菲　覃珊媚

曾嘉珍　谢　芳　蒙花细　蔡玲玲　潘红霞

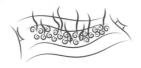

中医护理技术是中医护理工作的重要组成部分，是中医医院护理人员必须掌握的基本技能。随着中医护理学科的发展，中医护理技术的临床应用日益广泛，在疾病预防、治疗和康复促进方面的特色优势逐步凸显。为确保技术实施的科学化和标准化，广西中医护理质控中心、广西中医药大学第一附属医院组织专家学者对临床常用中医护理技术、创新和特色中医护理技术操作进行规范并制定评分标准，旨在为全区中医护理临床实践、规范操作及质量评定等提供参考依据。

本书的编写思路、规则和结构符合行业标准要求，图文结合、简明实用、可操作性强，详细介绍了灸法、罐法、中药外治法、针刺疗法、推拿手法、其他疗法等方面 31 项技术的操作流程和评分标准，具体介绍每项技术的定义、适应证、各操作环节，尤其是重点步骤的操作细节、并发症处理及评分标准等。操作流程及要点说明用流程图描述，简洁明了，具有较强的指导性和可参照性，可为操作规范和患者安全提供坚实的保障。

本书以《中医医院中医护理工作指南（试行）》为蓝本，参考国家中医药管理局《护理人员中医技术使用手册》（2015 年版）、广西壮族自治区中医药管理局《常用中医护理技术操作标准》（2010 年版）等有关资料，结合专家学者多年的临床经验和实践观察编写而成，适用于中医护理管理及临床护理人员，可作为临床实践、规范操作、培训教学、质量评定等的参考依据。

本书在编写、审定和出版过程中，得到了各级领导的大力支持和悉心指导，以及各位专家学者和护理骨干的辛勤付出，在此深表谢意！

编者

2023 年 9 月

前言

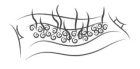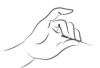

目

录

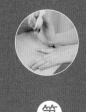

第一章

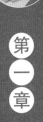

灸法

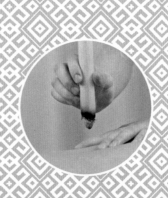

第一节　艾条灸

艾条灸是将艾条点燃后悬置在穴位或病变部位进行烧灼、温熨，借助灸火的热力和药物的作用，达到防病治病和保健目的的一种外治方法。艾条灸可分为温和灸、雀啄灸和回旋灸。

一、适应证

1.寒凝血滞、经络痹阻引起的各种病证：风寒湿痹、痛经、闭经、寒疝腹痛等。

2.外感风寒表证及中焦虚寒证：呕吐、腹痛、泄泻等。

3.脾肾阳虚、元气暴脱的病证：久泄、久痢、遗尿、遗精、阳痿、早泄、虚脱、休克等。

4.外科疮疡初起及瘰疬等：用于疮疡溃久不愈，有促进愈合、生肌长肉的作用。

5.上虚下实、气虚下陷的病证：胃下垂、肾下垂、子宫脱垂、脱肛等。

6.气逆上冲的病证：如脚气冲心、肝阳上升之证可灸涌泉穴。

7.防病保健，增强抗病能力，使精力充沛。

二、评估内容

1.了解患者当前主要症状、体征、过敏史、心理状况。

2.了解女性患者是否处于妊娠期。

3.评估患者对疼痛及热的耐受程度。

4.了解患者是否过饥或过饱。

5.了解患者体质及施灸部位的皮肤情况。

6.评估治疗环境是否符合患者隐私保护和保暖要求。

三、用物准备

治疗盘、艾条、点火器、酒精灯、弯盘（或烟灰缸）、竹签、纱布 1～2 块、灭火瓶，必要时备浴巾、屏风。

四、操作流程

（一）操作前准备

1. 仪表大方，举止端庄，态度和蔼，洗手，戴口罩。

2. 携用物至患者床旁，核对床号、姓名、年龄、治疗部位等信息，向患者解释操作目的、方法，告知相关事项，取得患者配合。

3. 协助患者取合适体位，暴露施灸部位并清洁皮肤。

4. 取穴，确定施灸腧穴，用指痕作标志。

5. 施灸的先后顺序：先上后下，即先灸上部，后灸下部；先灸头顶、胸背，后灸腹部、四肢。艾条先小后大，壮数先少后多。

（二）操作中

1. 施灸。

（1）温和灸。将艾条燃着的一端，对准施灸的腧穴或患处，距离皮肤2～3 cm进行熏灸，每次灸10～15分钟，以施灸部位出现红晕为度（图1-1-1）。对局部感觉减退的患者，施灸者可将食指和中指置于施灸部位两侧，通过手指的感觉来测知患者局部受热程度，以便随时调节施灸距离，防止烫伤。

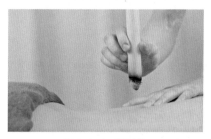

图1-1-1　温和灸

（2）雀啄灸。将艾条点燃的一端对准施灸腧穴或患处，先灸至患者感觉温热时，再行如鸟雀啄食般上下移动、一起一落、忽近忽远地施灸，每次灸10～15分钟，以施灸部位出现红晕为度（图1-1-2）。

（3）回旋灸（图1-1-3）。①平面回旋灸：将艾条点燃的一端先在选定的穴区或患处熏灸测试，至局部有温热感时，即在此距离做平行往复回旋施灸，每次灸20～30分钟，以施灸部位出现红晕为度。②螺旋式回旋灸：将灸条燃着的一端反复在穴区或病灶最近处，由近及远呈螺旋式施灸，每次灸 20 ～ 30 分钟，以施灸部位出现红晕为度。

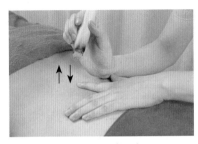
图 1-1-2　雀啄灸

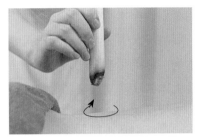
图 1-1-3　回旋灸

2. 观察。

（1）施灸过程中随时观察患者施灸部位皮肤情况和病情变化。

（2）随时询问患者有无灼痛感，及时调节施灸距离。

（3）随时用竹签刮除艾灰，防止艾灰脱落，造成患者灼伤或烧坏衣物。

（三）操作后

1. 灸毕，将艾条燃烧面置于灭火瓶中彻底熄灭艾火。

2. 清洁患者施灸部位皮肤，观察皮肤情况，协助患者整理衣物，取舒适体位，整理床单元。询问患者对操作的感受，告知注意事项。

3. 再次核对患者信息，致谢。

4. 洗手，记录。

5. 按消毒技术规范要求分类整理使用过的物品。

五、注意事项

1. 施灸过程中注意患者保暖，保护患者隐私。

2. 施灸时要保持合适的温度，以患者感觉舒适为佳，随时刮除艾灰。对昏迷、感觉迟钝的患者，施灸时操作者以食指和中指置于施灸部位两侧，以测知患者局部受热程度，随时调节施灸距离，防止烫伤。

3. 过饱、过劳、过饥、醉酒、大渴、大惊、大恐、大怒者，慎用灸法。

4. 凡发热者，有大血管的部位，阴部、睾丸、孕妇的腹部和腰骶部等处不宜施灸。

六、常见并发症及处理

1.晕灸。患者发生晕灸，应立即停止施灸，让患者平卧于空气流通处，松解衣领，给予温白糖水（糖尿病患者慎用）或温开水，嘱患者闭目休息。对于猝倒神昏者，可掐按人中、内关、足三里、合谷等穴急救。

2.水疱。施灸后皮肤出现红晕属正常现象，出现水疱可能是疾病邪气较重，发水疱是机体正气恢复、祛邪除病的过程。正常的灸疮水疱内是白色或略带黄色的透明液体，局部小水疱一般无需处理，待其自然吸收；如水疱较大，消毒后用无菌针头刺破其底部，排尽液体，再用无菌纱布包扎，以防感染。

七、评分标准

艾条灸操作考核评分标准如表 1-1-1 所示。

表 1-1-1　艾条灸操作考核评分标准

（满分 100 分）

项目		评分要点	分值	得分	扣分及原因
操作前准备 20 分	仪表	仪表大方，举止端庄，态度和蔼，洗手，戴口罩。	3		
	核对	核对医嘱、治疗单，核对信息完整、准确无误。	5		
	评估	1. 了解患者当前主要症状、体征、过敏史、心理状况。 2. 了解女性患者是否处于妊娠期。 3. 评估患者对疼痛及热的耐受程度。 4. 了解患者是否过饥或过饱。 5. 评估患者体质及施灸部位的皮肤情况。 6. 评估治疗环境是否符合患者隐私保护和保暖要求。	8		
	用物准备	治疗盘、艾条、点火器、酒精灯、弯盘（或烟灰缸）、竹签、纱布 1～2 块、灭火瓶，必要时备浴巾、屏风。	4		

续表

项目		评分要点	分值	得分	扣分及原因
操作过程60分	核对告知	携用物至患者床旁，反问式核对患者床号、姓名、年龄、治疗部位等信息。向患者解释操作目的、方法，告知相关事项，取得患者配合。	5		
	体位	协助患者取合适体位，暴露施灸部位并清洁皮肤，注意患者保暖及保护患者隐私。	5		
	操作	1.施灸部位顺序：先上后下，即先灸上部，后灸下部；先灸头顶、胸背，后灸腹部、四肢。 2.施灸方法。 （1）温和灸。将艾条燃着的一端，对准施灸的腧穴或患处，距离皮肤2～3 cm进行熏灸，每次灸10～15分钟，以施灸部位出现红晕为度。 （2）雀啄灸。将艾条点燃的一端对准施灸腧穴或患处，先灸至患者感觉温热时，再行如鸟雀啄食般上下移动、一起一落、忽近忽远地施灸，每次灸10～15分钟，以施灸部位出现红晕为度。 （3）回旋灸。①平面回旋灸：将艾条点燃的一端先在选定的穴区或患处熏灸测试，至局部有温热感时，即在此距离做平行往复回旋施灸，每次灸20～30分钟，以施灸部位出现红晕为度。②螺旋式回旋灸：将灸条燃着的一端反复在穴区或病灶最近处，由近及远呈螺旋式施灸，每次灸20～30分钟，以施灸部位出现红晕为度。	30		
	观察	1.施灸过程中随时观察患者施灸部位皮肤情况和病情变化。 2.随时询问患者有无灼痛感，及时调节施灸距离。 3.随时用竹签刮除艾灰，防止艾灰脱落，造成患者灼伤或烧坏衣物。	10		
	整理	1.灸毕，将艾条燃烧面置于灭火瓶中彻底熄灭艾火。 2.清洁患者施灸部位皮肤，观察患者皮肤情况，协助患者整理衣物，取舒适体位，整理床单元。 3.按消毒技术规范要求分类整理使用过的物品。	5		
	交代注意事项	施灸后宜卧床休息5～10分钟，不宜立即进行剧烈运动。	5		

续表

项目		评分要点	分值	得分	扣分及原因
终末质量 20分	操作后评价	1. 语言通俗易懂，态度和蔼，沟通有效。 2. 全过程动作熟练、规范，符合操作原则。 3. 患者配合操作、无不良反应。	8		
	记录	记录及时、完整、准确。	2		
	回答问题	1. 目的。 （1）温通经络、调和气血、消肿散结、祛湿散寒、回阳救逆、防病保健、治病强身、固肾安胎。 （2）解除或缓解各种虚寒性病证的临床症状。 2. 注意事项。 （1）施灸过程中注意患者保暖，保护患者隐私。 （2）施灸时要保持合适的温度，以患者感觉舒适为佳，随时刮除艾灰。对昏迷、感觉迟钝的患者，施灸时操作者以食指和中指置于施灸部位两侧，以测知患者局部受热程度，随时调节施灸距离，防止烫伤。 （3）过饱、过劳、过饥、醉酒、大渴、大惊、大恐、大怒者，慎用灸法。 （4）凡发热者，有大血管的部位，阴部、睾丸、孕妇的腹部和腰骶部等处不宜施灸。	10		

八、操作流程图

艾条灸操作流程如图 1-1-4 所示。

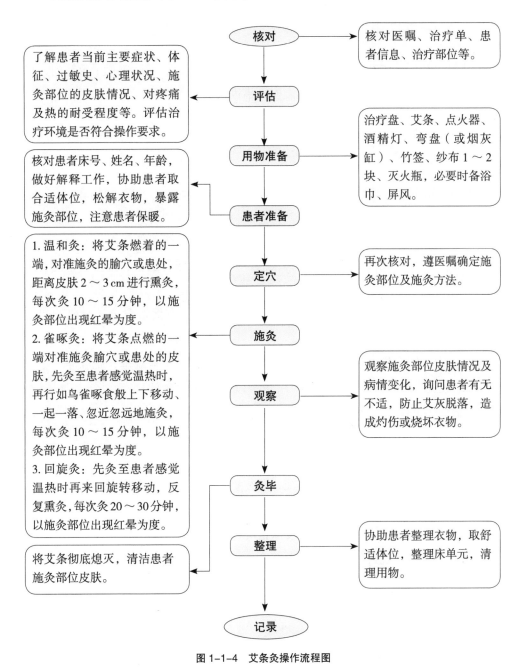

了解患者当前主要症状、体征、过敏史、心理状况、施灸部位的皮肤情况、对疼痛及热的耐受程度等。评估治疗环境是否符合操作要求。

核对医嘱、治疗单、患者信息、治疗部位等。

核对

评估

用物准备

治疗盘、艾条、点火器、酒精灯、弯盘（或烟灰缸）、竹签、纱布 1～2 块、灭火瓶，必要时备浴巾、屏风。

核对患者床号、姓名、年龄，做好解释工作，协助患者取合适体位，松解衣物，暴露施灸部位，注意患者保暖。

患者准备

定穴

再次核对，遵医嘱确定施灸部位及施灸方法。

1. 温和灸：将艾条燃着的一端，对准施灸的腧穴或患处，距离皮肤 2～3 cm 进行熏灸，每次灸 10～15 分钟，以施灸部位出现红晕为度。

2. 雀啄灸：将艾条点燃的一端对准施灸腧穴或患处的皮肤，先灸至患者感觉温热时，再行如鸟雀啄食般上下移动、一起一落、忽近忽远地施灸，每次灸 10～15 分钟，以施灸部位出现红晕为度。

3. 回旋灸：先灸至患者感觉温热时再来回旋转移动，反复熏灸，每次灸 20～30 分钟，以施灸部位出现红晕为度。

施灸

观察

观察施灸部位皮肤情况及病情变化，询问患者有无不适，防止艾灰脱落，造成灼伤或烧坏衣物。

灸毕

整理

协助患者整理衣物，取舒适体位，整理床单元，清理用物。

将艾条彻底熄灭，清洁患者施灸部位皮肤。

记录

图 1-1-4　艾条灸操作流程图

第二节　艾箱灸

艾箱灸是用艾绒或以艾绒为主要成分制成的灸材，点燃后放置于灸箱内，将灸箱安放在穴位或患处进行熏灸、温熨，借助灸火的热力和药物的作用，达到防病治病和保健目的的一种外治方法。

一、适应证

1.寒凝血滞、经络痹阻引起的各种病证：风寒湿痹、痛经、闭经、寒疝腹痛等。

2.外感风寒表证及中焦虚寒证：呕吐、腹痛、泄泻等。

3.脾肾阳虚、元气暴脱的病证：久泄、久痢、遗尿、遗精、阳痿、早泄、虚脱、休克等。

4.外科疮疡初起及瘰疬等：用于疮疡溃久不愈，有促进愈合、生肌长肉的作用。

5.上虚下实、气虚下陷的病证：胃下垂、肾下垂、子宫脱垂、脱肛等。

6.气逆上冲的病证：如脚气冲心、肝阳上升之证可灸涌泉穴。

7.防病保健，增强抗病能力，使精力充沛。

二、评估内容

1.了解患者当前主要症状、体征、既往史、过敏史、心理状况。

2.评估患者对疼痛及热的耐受程度。

3.了解患者体质及施灸部位的皮肤情况。

4.评估治疗环境是否通风、是否符合患者隐私保护和保暖要求。

三、用物准备

治疗盘、单孔或多孔艾灸箱、艾条、点火器、艾灸箱固定带、镊子、弯盘（或烟灰缸）、浴巾，必要时备屏风。

四、操作流程

（一）操作前准备

1. 仪表大方，举止端庄，态度和蔼，洗手，戴口罩。

2. 携用物至患者床旁，核对床号、姓名、年龄、施灸部位等信息。

3. 向患者解释操作目的、方法，告知相关事项，取得患者配合。

4. 协助患者取合适体位，暴露治疗部位，注意患者保暖和隐私保护。

5. 取穴。

6. 艾箱灸施灸部位顺序：先上后下，即先灸上部，后灸下部；先灸头顶、胸背，后灸腹部、四肢。

7. 点燃艾条后，放置于艾灸箱内中下部的铁纱上，盖上箱盖。

（二）操作中

1. 再次核对患者信息、施灸部位和施灸方法。

2. 将艾灸箱安放于患者施灸部位的中央，根据施灸部位采取相应的方法固定艾灸箱，覆盖浴巾保暖（图1-2-1）。每次灸15～30分钟。

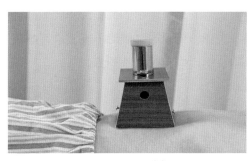

图 1-2-1　艾箱灸

3. 观察。

（1）施灸过程中随时听取患者主诉，观察病情及施灸部位皮肤情况。

（2）告知患者艾箱灸过程皮肤会有舒适的温热感，如有灼痛感应及时告知，避免发生烫伤。

（3）及时刮除艾灰，注意防止艾灰脱落或艾灸箱倾倒烫伤患者皮肤或烧坏衣物。

（三）操作后

1. 灸毕，移去艾灸箱，将残余艾条浸入水中熄灭，防止再燃。

2. 清洁患者局部皮肤，观察患者皮肤情况，协助患者整理衣物，取舒适体位，整理床单元。

3. 询问患者操作后的感受，告知患者注意事项。

4. 再次核对患者信息，致谢。

5. 洗手，记录。

五、注意事项

1. 施灸时应选择平坦的部位施灸，避免在关节、骨突处施灸；施灸时要调整好患者体位，注意患者保暖，随时刮除艾灰。

2. 施灸过程中如患者感到灼烫，可略掀开箱盖或抬起艾灸箱，使之离开患者皮肤片刻，旋即放下，再行灸治，反复进行，直至温度适宜。

3. 注意观察患者施灸部位，防止艾灰脱落或艾炷倾倒烫伤患者皮肤或烧坏衣被。对昏迷、感觉迟钝、年幼患者应认真守护观察，以免发生烫伤。

4. 如有艾灰脱落在床上，应清扫干净，以免复燃烧坏衣被等物品。

5. 凡发热者，有大血管的部位，孕妇的腹部和腰骶部等处不宜施灸。

6. 患者精神紧张、大汗、劳累或饥饿时不适宜进行施灸。

7. 艾灸箱单人单用，用后应及时清洗消毒。

六、常见并发症及处理

1. 晕灸。表现为突然出现精神疲倦，头晕目眩，面色苍白，恶心欲吐，多汗心慌，四肢发凉，血压下降，脉象沉细。轻度晕灸应停止施灸，让患者静卧片刻，注意保暖，给饮温茶或糖水；重度晕灸应立即停灸后让患者平卧，可掐按人中、内关、足三里等穴。

2. 水疱。表现为灸后皮肤表面局部起水疱、脓疱。如水疱直径在 1 cm 左右一般无需处理，待其自行吸收；大的水疱应消毒后用无菌针具挑破其底部，排尽液体，再用无菌纱布包扎，以防感染。

七、评分标准

艾箱灸操作考核评分标准如表 1-2-1 所示。

表 1-2-1 艾箱灸操作考核评分标准

（满分 100 分）

项目		评分要点	分值	得分	扣分及原因
操作前准备 20 分	仪表	仪表大方，举止端庄，态度和蔼，洗手，戴口罩。	3		
	核对	核对医嘱、治疗单，核对信息完整、准确无误。	5		
	评估	1. 了解患者当前主要症状、体征、既往史、过敏史、心理状况。 2. 评估患者对疼痛及热的耐受程度。 3. 了解患者体质及施灸部位的皮肤情况。 4. 评估治疗环境是否通风、是否符合患者隐私保护和保暖要求。	8		
	用物准备	治疗盘、单孔或多孔艾灸箱、艾条、点火器、艾灸箱固定带、镊子、弯盘（或烟灰缸）、浴巾，必要时备屏风。	4		
操作过程 60 分	核对告知	携用物至患者床旁，核对床号、姓名、年龄、施灸部位等信息。向患者解释操作目的、方法，告知相关事项，取得患者配合。	5		
	体位	协助患者取合适体位，暴露治疗部位，注意患者保暖和隐私保护。	5		
	操作	1. 施灸部位顺序：先上后下，即先灸上部，后灸下部；先灸头顶、胸背，后灸腹部、四肢。 2. 施灸方法。 （1）再次核对患者信息、施灸部位和施灸方法。 （2）点燃艾条后，放置于艾灸箱内中下部的铁纱上，盖上箱盖。 （3）将艾灸箱安放于患者施灸部位的中央，根据施灸部位采取相应的方法固定艾灸箱，覆盖浴巾保暖。每次灸 15～30 分钟。	30		

续表

项目		评分要点	分值	得分	扣分及原因
操作过程 60分	观察	1. 施灸过程中随时听取患者主诉，观察病情及施灸部位皮肤情况。 2. 告知患者艾箱灸过程皮肤会有舒适的温热感，如有灼痛感应及时告知，避免发生烫伤。 3. 及时刮除艾灰，注意防止艾灰脱落或艾灸箱倾倒烫伤患者皮肤或烧坏衣被。	10		
	整理	1. 灸毕，移去艾灸箱，将残余艾条浸入水中熄灭，防止再燃。 2. 清洁患者局部皮肤，观察患者皮肤情况，协助患者整理衣物，取舒适体位，整理床单元。	5		
	交代 注意事项	1. 施灸后可适当饮用温开水。 2. 施灸后皮肤出现微红灼热属正常现象，如出现小水疱无需处理，可自行吸收。	5		
终末质量 20分	操作后评价	1. 语言通俗易懂，态度和蔼，沟通有效。 2. 全过程动作熟练、规范，符合操作原则。 3. 患者配合操作、无不良反应。	8		
	记录	记录及时、完整、准确。	2		
	回答问题	1. 目的：温经散寒、行气活血、舒筋通络、扶阳固脱、挽救垂危、升阳举陷、拔毒泄热，调节机体功能，恢复机体的正常功能；防病保健，防患于未然。	10		

续表

	项目	评分要点	分值	得分	扣分及原因
终末质量 20分	回答问题	2.注意事项。 （1）施灸时应选择平坦的部位施灸，避免在关节、骨突处施灸；施灸时要调整好患者体位，注意患者保暖，随时刮除艾灰。 （2）施灸过程中如患者感到灼烫，可略掀开箱盖或抬起艾灸箱，使之离开患者皮肤片刻，旋即放下，再行灸治，反复进行，直至温度适宜。 （3）注意观察患者施灸部位，防止艾灰脱落或艾炷倾倒烫伤患者皮肤或烧坏衣被。对昏迷、感觉迟钝、年幼患者应认真守护观察，以免发生烫伤。 （4）如有艾灰脱落在床上，应清扫干净，以免复燃烧坏衣被等物品。 （5）凡发热者，有大血管的部位，孕妇的腹部和腰骶部等处不宜施灸。 （6）患者精神紧张、大汗、劳累或饥饿时不适宜进行施灸。 （7）艾灸箱单人单用，用后应及时清洗消毒。	10		

八、操作流程图

艾箱灸操作流程如图 1-2-2 所示。

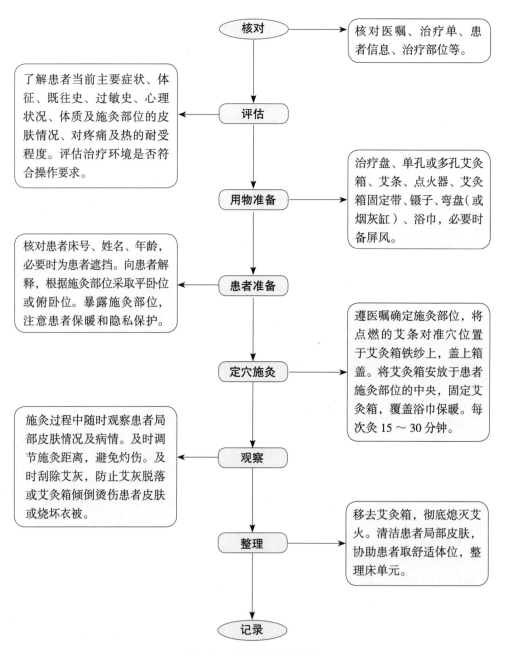

核对 → 核对医嘱、治疗单、患者信息、治疗部位等。

了解患者当前主要症状、体征、既往史、过敏史、心理状况、体质及施灸部位的皮肤情况、对疼痛及热的耐受程度。评估治疗环境是否符合操作要求。 ← **评估**

用物准备 → 治疗盘、单孔或多孔艾灸箱、艾条、点火器、艾灸箱固定带、镊子、弯盘（或烟灰缸）、浴巾，必要时备屏风。

核对患者床号、姓名、年龄，必要时为患者遮挡。向患者解释，根据施灸部位采取平卧位或俯卧位。暴露施灸部位，注意患者保暖和隐私保护。 ← **患者准备**

定穴施灸 → 遵医嘱确定施灸部位，将点燃的艾条对准穴位置于艾灸箱铁纱上，盖上箱盖。将艾灸箱安放于患者施灸部位的中央，固定艾灸箱，覆盖浴巾保暖。每次灸 15 ～ 30 分钟。

施灸过程中随时观察患者局部皮肤情况及病情。及时调节施灸距离，避免灼伤。及时刮除艾灰，防止艾灰脱落或艾灸箱倾倒烫伤患者皮肤或烧坏衣被。 ← **观察**

整理 → 移去艾灸箱，彻底熄灭艾火。清洁患者局部皮肤，协助患者取舒适体位，整理床单元。

记录

图 1-2-2　艾箱灸操作流程图

第三节 隔物灸

隔物灸，也称间接灸、间隔灸，是利用药物等材料将艾炷和施灸部位皮肤间隔开，借助艾炷和间隔物的药力及灸火的热力发挥协同作用，对腧穴或患处进行熏灼、温熨，达到防治疾病目的的一种方法，属于艾灸技术范畴。

一、适应证

隔物灸适用于各种虚寒性病证，风寒湿痹所致痛证，以及功能减退、免疫力下降的慢性疾病等。

1.隔姜灸。适用于缓解因风寒湿痹所致的腹痛、腹泻、呕吐、肢体肌肉麻木酸痛、痿软无力、骨关节炎等症状。

2.隔蒜灸。适用于缓解急性化脓性疾病所致肌肤浅表部位的红、肿、热、痛，如疖、痈等。

3.隔盐灸。适用于缓解急性虚寒性腹痛、腰酸、吐泻、小便不利等症状。

4.隔附子灸。适用于缓解各种虚寒性疾病所致的腰膝冷痛、指端麻木、下腹疼痛及疮疡久溃不敛等症状。

二、评估内容

1.了解患者当前主要症状、体征、有无出血病史或出血倾向、有无哮喘病史或艾绒过敏史、女性患者是否处于月经期或妊娠期、发病部位及相关因素。

2.评估患者对疼痛及热的耐受程度。

3.了解患者体质及施灸部位的皮肤情况。

4.了解患者的心理状态、对疾病的认识及配合程度。

5.评估治疗环境是否符合患者隐私保护和保暖要求。

三、用物准备

1.治疗车、治疗盘、治疗巾、艾炷、间隔物、点火器、镊子、弯盘、纱布、凡士林、大浴巾，必要时备屏风。

2. 间隔物要求。按所隔物品的种类，可分为隔药、隔虫、隔布、隔纸等。隔药法最为常用，草本药物较其他种类品种更为丰富。

（1）隔姜灸（生姜灸）。以老姜为佳，选择较大块的新鲜老姜，切成直径 2.0～3.0 cm、厚 0.2～0.3 cm 的姜片，中间以针刺数孔备用。

（2）隔蒜。选择较大头的独头大蒜，切成厚 0.2～0.3 cm 的蒜片，中间以针刺数孔备用，或将蒜头捣烂成泥，制成直径 2.0～3.0 cm、厚 0.2～0.3 cm 的蒜饼。

（3）隔盐灸。纯净干燥的细盐备用，为防止细盐受热爆裂，可备一片薄生姜片置于细盐上。

（4）隔附子灸。以附子片或附子饼作间隔物。附子片切成直径 2.0～3.0 cm、厚 0.2～0.3 cm 的薄片，中间以针刺数孔备用。附子饼的制法是将附子研成细末，以黄酒调和，制成直径约 3.0 cm、厚约 0.8 cm 的药饼，中间以针刺数孔备用。

四、操作流程

（一）操作前准备

1. 仪表大方，举止端庄，态度和蔼，洗手，戴口罩。

2. 携用物至患者床旁，核对姓名、年龄和治疗执行单，向患者解释操作目的、方法，告知相关注意事项，取得患者配合。

3. 注意关好门窗，调节室温，必要时用屏风遮挡。

4. 协助患者取合适体位，颈肩部可取坐位，腰背部及下肢可取俯卧位，腹部及下肢可取仰卧位，以患者自觉舒适、艾炷不易脱落为宜。

5. 根据患者病情或遵照医嘱确定施灸部位，做好标记，充分暴露施灸部位，注意保护患者隐私。

（二）操作中

1. 施灸。

（1）再次核对患者施灸部位和操作方法。

（2）各种间隔物施灸过程。①隔姜灸：在施灸部位上放置姜片，将艾炷放置于姜片上，从顶端点燃艾炷，待患者感到施灸部位有热感或艾炷燃尽时，用镊子夹去余灰，接续下一壮艾炷，直至施灸部位皮肤出现潮红为度（图 1-3-1）。一般每穴每次灸 5 ~ 10 壮或根据病情而定。②隔蒜灸：在施灸部位上放置蒜片或蒜饼，将艾炷放置在蒜片或蒜饼上，从顶端点燃艾炷，待患者感到施灸部位有热感或艾炷燃尽时，用镊子夹去余灰，接续下一壮艾炷。一般每穴每次灸 5 ~ 7 壮，隔 2 ~ 3 天一次或根据病情而定。③隔盐灸：只用于灸神阙穴，他处禁用，故又称"神阙灸"。用干燥的细盐填敷脐孔，略高于脐 0.1 cm，在细盐上放置较大艾炷，从顶端点燃艾炷，待燃尽时接续下一壮艾炷（图 1-3-2）。为防止细盐受热爆裂，可在细盐上放一块厚 0.2 ~ 0.3 cm 的薄生姜片。一般每次灸 3 ~ 9 壮，每天或隔天一次。治疗虚脱、虚寒吐泻时施灸时间可稍长，可每次灸 7 ~ 10 壮或至症状改善。急病可根据病情多少，不拘壮数。④隔附子灸：在施灸部位上放置附子片或附子饼，将艾炷放置在附子片或附子饼上，从顶端点燃艾炷，待患者感到施灸部位有热感或艾炷燃尽时，用镊子夹去余灰，接续下一壮艾炷。一般每穴每次灸 5 ~ 7 壮或根据病情而定。

（3）施灸时以患者感到温热且无灼痛为宜，以局部皮肤潮红不起水疱为度。

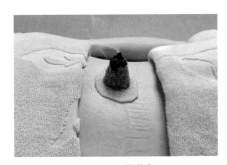

图 1-3-1　隔姜灸

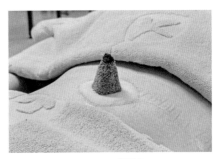

图 1-3-2　隔盐灸

2. 观察。

（1）施灸过程中注意观察患者施灸部位情况，询问患者感受，待患者感到施灸部位有热感或艾炷燃尽时，换下一壮艾炷。

（2）及时处理艾灰，防止艾灰脱落灼伤患者皮肤或烧坏衣物。

（三）操作后

1. 灸毕，及时取出残余艾炷，防止艾灰脱落，清洁患者局部皮肤，观察皮肤情况。

2. 协助患者整理衣物，取舒适体位，整理床单元。洗手，记录，签名。按消毒技术规范要求分类整理使用过的物品。

3. 交代注意事项。

（1）施灸后皮肤出现微红灼热属正常现象，如出现小水疱无需处理，可自行吸收。

（2）施灸后多休息，避风寒，勿立即沐浴。

（3）多饮水，宜清淡饮食，忌食辛辣刺激食物。

五、注意事项

1. 施灸顺序宜先上后下，先灸头顶、胸背，后灸腹部、四肢。

2. 大血管处、孕妇腹部和腰骶部、有出血倾向者不宜施灸，阴虚火旺者注意缩短施灸时间以及降低热力。

3. 由于姜或蒜等间隔物对皮肤刺激后容易起水疱，必须注意观察患者皮肤情况及询问患者感受。对糖尿病、肢体感觉障碍的患者及小儿，需谨慎控制施灸热度，防止烫伤。在患者有灼热感时用镊子将姜片或蒜片略提起，稍停片刻后再放下或更换姜片、蒜片后再施灸。

4. 根据患者的体质，顺应天地自然气运变化来调整治疗方案，包括药物配方的选择、穴位及经络的选取等。

5. 注意防止艾炷残灰复燃，引起火灾。

六、常见并发症及处理

1. 晕灸。施灸期间，如患者出现头晕、恶心、面色苍白、四肢发凉、出冷汗、心慌胸闷，甚至晕厥、脉细弱等晕灸征象，应立即停止隔物灸，给予平卧，注意保暖。轻者仰卧片刻，给予温开水或糖水后即可缓解；重者除予上述处理措施外，同时可针刺人中、素髎、内关、足三里，灸百会、关元、气海等穴，即可恢复。若仍不省人事，呼吸细微、脉细弱者，应采取急救措施。

2. 水疱。施灸部位如在灸后出现水疱，直径1 cm内一般无需处理，待其自行吸收即可；如水疱较大，可消毒后用无菌针具刺破水疱放出液体，再涂以烫伤油或消炎药膏，予方纱覆盖保护局部皮肤，严重者遵医嘱予抗感染治疗。

3. 过敏。对艾绒或间隔物过敏，常见局部皮疹瘙痒等，甚则出现胸闷、心悸、出冷汗、不能呼吸、气喘等，应停止隔物灸，密切观察患者脉搏、呼吸、血压等生命体征变化，必要时给予抗过敏药物治疗，症状严重者应立即采取急救措施。

七、评分标准

隔物灸操作考核评分标准如表 1-3-1 所示。

表 1-3-1 隔物灸操作考核评分标准

（满分 100 分）

项目		评分要点	分值	得分	扣分及原因
操作前准备 20 分	仪表	仪表大方，举止端庄，态度和蔼，洗手，戴口罩。	3		
	核对	核对医嘱、治疗单，核对信息完整、准确无误。	5		
	评估	1. 了解患者当前主要症状、体征、有无出血病史或出血倾向、有无哮喘病史或艾绒过敏史、女性患者是否处于月经期或妊娠期、发病部位及相关因素。 2. 评估患者对疼痛及热的耐受程度。 3. 了解患者体质及施灸部位的皮肤情况。 4. 了解患者的心理状态、对疾病的认识及配合程度。 5. 评估治疗环境是否符合患者隐私保护和保暖要求。	8		
	用物准备	治疗车、治疗盘、治疗巾、艾炷、间隔物、点火器、镊子、弯盘、纱布、凡士林、大浴巾，必要时备屏风。	4		
操作过程 60 分	核对告知	携用物至患者床旁，核对姓名、年龄和治疗执行单。向患者解释操作目的、方法，告知相关注意事项，取得患者配合。	5		
	体位	协助患者取合适体位，颈肩部可取坐位，腰背部及下肢可取俯卧位，腹部及下肢可取仰卧位，以患者自觉舒适、艾炷不易脱落为宜。	2		
	取穴	确定施灸部位，取穴作记号。	3		

续表

	项目	评分要点	分值	得分	扣分及原因
操作过程 60分	施灸	1.再次核对患者施灸部位和操作方法。 2.放置间隔物，将艾炷放在间隔物上。 3.从顶端点燃艾炷，待患者感到施灸部位有热感或艾炷燃尽时，用镊子夹去余灰，接续下一壮艾炷。施灸部位、治疗次数、艾炷壮数根据病情而定。 4.施灸时以患者感到温热且无灼痛为宜，以局部皮肤潮红不起水疱为度。	25		
	观察	1.施灸过程中注意观察患者施灸部位情况，询问患者感受，待患者感到施灸部位有热感或艾炷燃尽时，换下一壮艾炷。 2.及时处理艾灰，防止艾灰脱落灼伤患者皮肤或烧坏衣物。	10		
	灸毕	及时取出残余艾炷，防止艾灰脱落，清洁患者局部皮肤，观察皮肤情况。	5		
	整理	1.协助患者整理衣物，取舒适体位，整理床单元。 2.按消毒技术规范要求分类整理使用过的物品。	5		
	交代注意事项	1.施灸后皮肤出现微红灼热属正常现象，如出现小水疱无需处理，可自行吸收。 2.施灸后多休息，避风寒，勿立即沐浴。 3.多饮水，宜清淡饮食，忌食辛辣刺激食物。	5		

续表

项目		评分要点	分值	得分	扣分及原因
终末质量 20分	操作后评价	1.语言通俗易懂，态度和蔼，沟通有效。 2.全过程动作熟练、规范，符合操作原则。 3.患者配合操作、无不良反应。	8		
	记录	记录及时、完整、准确。	2		
	回答问题	1.目的。 （1）温通经络、调和气血、消肿散结、祛湿散寒、回阳救逆、防病保健、治病强身。 （2）解除或缓解各种虚寒性病证的临床症状。 2.注意事项。 （1）施灸顺序宜先上后下，先灸头顶、胸背，后灸腹部、四肢。 （2）大血管处、孕妇腹部和腰骶部、有出血倾向者不宜施灸，阴虚火旺者注意缩短施灸时间以及降低热力。 （3）由于姜或蒜等间隔物对皮肤刺激后容易起水疱，必须注意观察皮肤情况及询问患者感受。对糖尿病、肢体感觉障碍的患者及小儿，需谨慎控制施灸热度，防止烫伤。在患者有灼热感时用镊子将姜片或蒜片略提起，稍停片刻后再放下或更换姜片、蒜片后再施灸。 （4）根据患者的体质，顺应天地自然气运变化来调整治疗方案，包括药物配方的选择、穴位及经络的选取等。 （5）注意防止艾炷残灰复燃，引起火灾。	10		

八、操作流程图

隔物灸操作流程如图 1-3-3 所示。

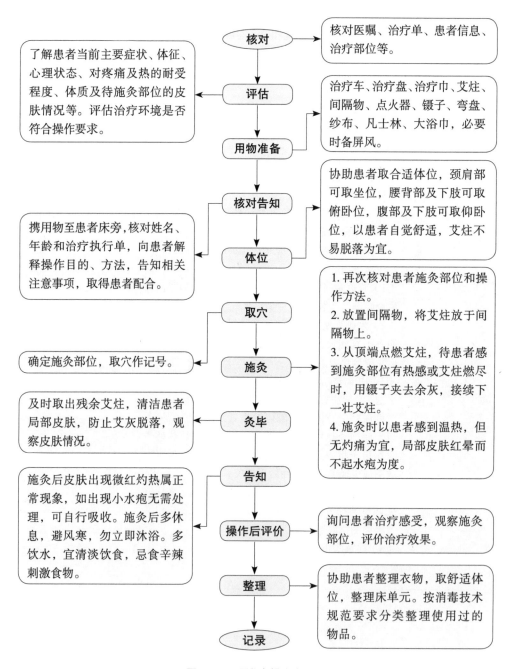

了解患者当前主要症状、体征、心理状态、对疼痛及热的耐受程度、体质及待施灸部位的皮肤情况等。评估治疗环境是否符合操作要求。

核对
核对医嘱、治疗单、患者信息、治疗部位等。

评估
治疗车、治疗盘、治疗巾、艾炷、间隔物、点火器、镊子、弯盘、纱布、凡士林、大浴巾，必要时备屏风。

用物准备

核对告知
协助患者取合适体位，颈肩部可取坐位，腰背部及下肢可取俯卧位，腹部及下肢可取仰卧位，以患者自觉舒适，艾炷不易脱落为宜。

携用物至患者床旁，核对姓名、年龄和治疗执行单，向患者解释操作目的、方法，告知相关注意事项，取得患者配合。

体位

取穴
1. 再次核对患者施灸部位和操作方法。
2. 放置间隔物，将艾炷放于间隔物上。
3. 从顶端点燃艾炷，待患者感到施灸部位有热感或艾炷燃尽时，用镊子夹去余灰，接续下一壮艾炷。
4. 施灸时以患者感到温热，但无灼痛为宜，局部皮肤红晕而不起水疱为度。

确定施灸部位，取穴作记号。

施灸

及时取出残余艾炷，清洁患者局部皮肤，防止艾灰脱落，观察皮肤情况。

灸毕

施灸后皮肤出现微红灼热属正常现象，如出现小水疱无需处理，可自行吸收。施灸后多休息，避风寒，勿立即沐浴。多饮水，宜清淡饮食，忌食辛辣刺激食物。

告知

操作后评价
询问患者治疗感受，观察施灸部位，评价治疗效果。

整理
协助患者整理衣物，取舒适体位，整理床单元。按消毒技术规范要求分类整理使用过的物品。

记录

图 1-3-3 隔物灸操作流程图

第四节 脐灸

脐灸是在脐部行隔药灸，利用肚脐皮肤薄、敏感度高、吸收快的特点，以及通五脏六腑、联络全身脉络的功能，借助艾火的纯阳热力和引药入里的作用，透入肌肤，刺激组织，充分发挥中药、穴位、艾灸的三重作用，以调和气血，疏通经络，从而达到防治疾病目的的一种外治方法。

一、适应证

脐灸适应证非常广泛，对消化、呼吸、泌尿、生殖、神经、心血管系统均有作用，能增强机体免疫力。不仅广泛用于治疗内科、外科、妇科、儿科、皮肤科、五官科疾病，还可达到养生保健的目的。

二、评估内容

1. 了解患者当前主要症状、体征、既往史、心理状态。

2. 了解患者体质及脐部皮肤情况。

3. 评估患者对热的敏感度及耐受度。

4. 评估治疗环境是否符合温度适宜、空气流通和保护患者隐私等要求。

三、用物准备

1. 治疗盘、艾绒、白面、麦麸、药粉、药勺、点火器、弯盘、医用敷贴、棉签、防火巾、纱块、荞麦圈（固定脐碗用）、75% 酒精或生理盐水、红外线灯。

2. 艾炷。将每个重量约 3 g 的艾绒，制作成高 3.5 cm、底座直径 3.5 cm 的艾炷。注意艾炷要压紧、不能断裂，整体均匀。

3. 脐碗。脐碗材料沿用古代医家惯用的麦粉，麦粉对皮肤刺激性小，与肚脐周围皮肤黏融性较好，防止在施灸过程中烫伤患者，还可以使肚脐形成一个密闭的环境，将药气牢牢固封于脐中，不致外泄。制作脐腕白面与麦麸的比例约 4：1，粉与水的比例约为 900 g 白面 +220 g 麦麸 +500 mL 温开水，可制作 7 个脐碗（图 1-4-1）。脐碗直径 8 cm，外沿高 4 cm，内沿深 2 cm，外口尽量内收。

药孔深 2 cm，直径 1.5 cm，治疗时以患者脐部大小再作适当调整。

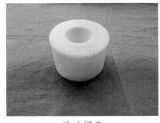　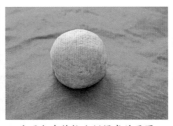　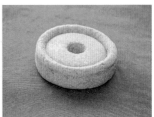

脐碗模具　　　　白面与麦麸按比例揉成的面团　　　　成形的脐碗

图 1-4-1　脐碗制作流程

四、操作流程

（一）操作前准备

1. 仪表大方，举止端庄，态度和蔼，洗手，戴口罩。

2. 携用物至患者床旁，核对床号、姓名、年龄、治疗部位等信息。向患者解释操作目的、方法，嘱患者治疗前排空二便，取得患者配合。

3. 协助患者取平卧位，暴露施灸部位，保护患者隐私，注意患者保暖。

4. 定穴位。明确腧穴部位（神阙穴）及施灸方法。

（二）操作中

1. 施灸（图 1-4-2）。

（1）用 75% 酒精（酒精过敏者用生理盐水）消毒神阙穴。

（2）在脐孔处填塞药粉。

（3）放置脐碗，根据脐部大小适当调整。

（4）在脐碗药孔处填入 80% 的药粉，铺防火巾，再用荞麦圈妥善固定脐碗。

（5）将艾炷放置在脐碗药孔上方并从底部点燃，连续燃烧 3 壮艾炷（添加艾炷时直接用点燃的艾炷推倒艾灰后放在药孔上方即可，艾灰不用清理）。

（6）用红外线灯照射患者腹部。

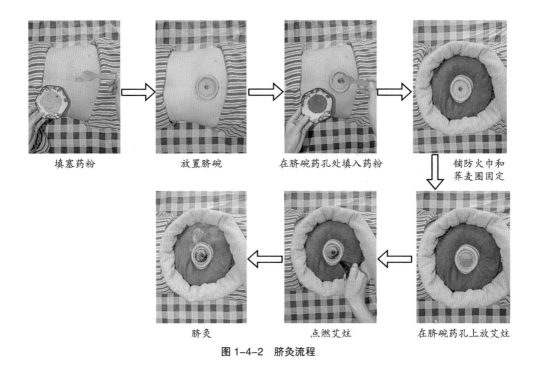

填塞药粉　　　　放置脐碗　　　　在脐碗药孔处填入药粉　　铺防火巾和荞麦圈固定

脐灸　　　　　　点燃艾炷　　　　在脐碗药孔上放艾炷

图 1-4-2　脐灸流程

2. 观察。艾炷燃烧过程中注意观察患者的面色、表情、局部皮肤热感，询问患者有无腹胀腹痛、胸闷心悸等不适。

（三）操作后

1. 封脐。灸毕用医用敷贴将药粉封于脐部 2 小时，嘱患者自行清理干净即可，注意观察患者有无过敏反应及皮肤烫伤（图 1-4-3）。

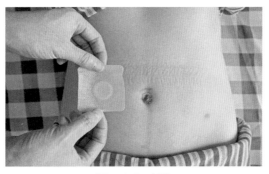

图 1-4-3　封脐

2. 协助患者整理衣物，整理床单元。洗手，记录，签名。清理用物，酌情通风。

3. 交代注意事项。

（1）施灸后不宜进食瓜果、冷饮等寒凉食物。

（2）施灸后半小时不宜沾凉水，4小时后方可洗澡。

（3）脐灸期间要避免熬夜，灸后当天禁酒。

五、注意事项

1. 注意调节室内温度，保持空气流通。

2. 脐部皮肤有溃烂、损伤、炎症者，过劳、过饥及酒后禁灸。

3. 严重器质性疾病者慎灸，孕妇禁灸。

4. 脐灸过程中患者出现局部皮肤有烧灼、热烫感觉时，应立即停止治疗。

5. 脐灸后不要用手触碰脐碗底部，有"病气"（易过敏）。注意存放，小心火灾等安全隐患。

六、常见并发症及处理

1. 水疱。施灸后可能因体内寒气向外排出发生水疱或脓疱，通常无明显不适症状。水疱破裂后应注意破损部位避免沾水防止感染。

2. 瘙痒。施灸后出现皮肤瘙痒，可能是由于寒气到达体表所致。应避免抓挠防止皮肤破损，一般多次施灸后瘙痒症状会有所缓解。

3. 斑块。施灸后身体出现红色斑块是体内寒气、湿气过大的表现，也可能是体内经络不通。一般不需要处理，多次施灸后斑块会逐渐消失。

4. 其他。施灸后出现疲倦、头晕、嗜睡、排气增多、排便味臭、腹泻、出汗等症状，都属于正常排病反应。一般在排病反应缓解后，身体状况也会得到改善。

七、评分标准

脐灸操作考核评分标准如表 1-4-1 所示。

表 1-4-1 脐灸操作考核评分标准

（满分 100 分）

项目		评分要点	分值	得分	扣分及原因
操作前准备 20 分	仪表	仪表大方，举止端庄，态度和蔼，洗手，戴口罩。	3		
	核对	核对医嘱、治疗单，核对信息完整、准确无误。	5		
	评估	1. 了解患者当前主要症状、体征、既往史、心理状态。 2. 了解患者体质及脐部皮肤情况。 3. 评估患者对热的敏感度及耐受度。 4. 评估治疗环境是否符合温度适宜、空气流通和注意保护患者隐私等要求。	8		
	用物准备	1. 治疗盘、艾绒、白面、麦麸、药粉、药勺、点火器、弯盘、医用敷贴、棉签、防火巾、荞麦圈（固定脐碗用）、75% 酒精或生理盐水、红外线灯。 2. 制备艾炷和脐碗。	4		
操作过程 60 分	核对告知	携用物至患者床旁，核对床号、姓名、年龄、治疗部位等信息。向患者解释操作目的、方法，嘱患者治疗前排空二便，取得患者配合。	5		
	体位	协助患者取平卧位，暴露施灸部位，保护患者隐私，注意患者保暖。	2		
	定穴位	明确腧穴部位（神阙穴）及施灸方法。	2		
	施灸	1. 用 75% 酒精（酒精过敏者用生理盐水）消毒神阙穴。 2. 在脐孔处填塞药粉。 3. 放置脐碗，根据脐部大小适当调整。 4. 在脐碗药孔处填入 80% 的药粉，铺防火巾，再用荞麦圈妥善固定脐碗。 5. 将艾炷放置在脐碗药孔上方并从底部点燃，连续燃烧 3 壮艾炷（添加艾炷时直接用点燃的艾炷推倒艾灰后放在药孔上方即可，艾灰不用清理）。 6. 用红外线灯照射患者腹部。	40		

续表

项目		评分要点	分值	得分	扣分及原因
操作过程 60分	观察	艾炷燃烧过程中注意观察患者的面色、表情、局部皮肤热感,询问患者有无腹胀腹痛、胸闷心悸等不适。	2		
	灸毕	用医用敷贴将药粉封于脐部2小时,嘱患者自行清理干净即可,观察患者有无过敏反应及皮肤烫伤。	3		
	整理	协助患者整理衣物,整理床单元。清理用物,酌情通风。	2		
	交代注意事项	1.施灸后不宜吃瓜果、冷饮等寒凉食物。 2.施灸后半小时不宜沾凉水,4小时后方可洗澡。 3.脐灸期间避免熬夜,灸后当天禁酒。	4		
终末质量 20分	操作后评价	1.语言通俗易懂,态度和蔼,沟通有效。 2.全过程动作熟练、规范,符合操作原则。 3.患者配合操作、无不良反应。	8		
	记录	记录及时、完整、准确。	2		
	回答问题	1.目的:健脾和胃、升清降浊,通调三焦、利水消肿,调理冲任、温补下元,通经活络、行气止痛,敛汗固表、涩精补虚,防病驻颜、养生延年。 2.注意事项。 (1)注意调节室内温度,保持空气流通。 (2)脐部皮肤有溃烂、损伤、炎症者,过劳、过饥及酒后禁灸。 (3)严重器质性疾病者慎灸,孕妇禁灸。 (4)脐灸过程中患者出现局部皮肤有烧灼、热烫感觉时,应立即停止治疗。 (5)脐灸后不要用手触碰脐碗底部,有"病气"(易过敏)。注意存放,小心火灾等安全隐患。	10		

八、操作流程图

脐灸操作流程如图 1-4-4 所示。

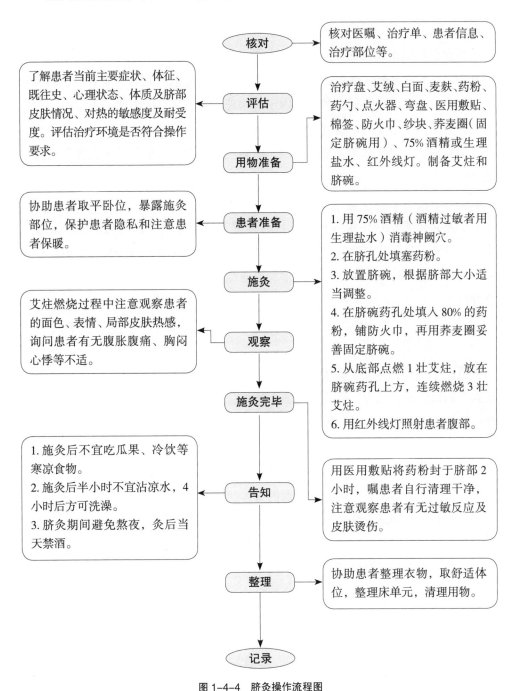

核对 —— 核对医嘱、治疗单、患者信息、治疗部位等。

了解患者当前主要症状、体征、既往史、心理状态、体质及脐部皮肤情况、对热的敏感度及耐受度。评估治疗环境是否符合操作要求。 —— 评估

用物准备 —— 治疗盘、艾绒、白面、麦麸、药粉、药勺、点火器、弯盘、医用敷贴、棉签、防火巾、纱块、荞麦圈（固定脐碗用）、75%酒精或生理盐水、红外线灯。制备艾炷和脐碗。

协助患者取平卧位，暴露施灸部位，保护患者隐私和注意患者保暖。 —— 患者准备

施灸 —— 1.用75%酒精（酒精过敏者用生理盐水）消毒神阙穴。
2.在脐孔处填塞药粉。
3.放置脐碗，根据脐部大小适当调整。
4.在脐碗药孔处填入80%的药粉，铺防火巾，再用荞麦圈妥善固定脐碗。
5.从底部点燃1壮艾炷，放在脐碗药孔上方，连续燃烧3壮艾炷。
6.用红外线灯照射患者腹部。

艾炷燃烧过程中注意观察患者的面色、表情、局部皮肤热感，询问患者有无腹胀腹痛、胸闷心悸等不适。 —— 观察

施灸完毕

1.施灸后不宜吃瓜果、冷饮等寒凉食物。
2.施灸后半小时不宜沾凉水，4小时后方可洗澡。
3.脐灸期间避免熬夜，灸后当天禁酒。 —— 告知 —— 用医用敷贴将药粉封于脐部2小时，嘱患者自行清理干净，注意观察患者有无过敏反应及皮肤烫伤。

整理 —— 协助患者整理衣物，取舒适体位，整理床单元，清理用物。

记录

图 1-4-4　脐灸操作流程图

第五节　恒温雷火灸

雷火灸是将雷火神针实按灸法改为明火悬灸疗法，施灸于穴位及经络上的一种灸法。它利用药物（沉香、干姜、茵陈、木香、羌活、乳香、麝香等）燃烧时产生的热力、红外线辐射力和药化因子、物理因子，具有药力峻、火力猛、渗透力强、灸疗面广等特点，通过脉络和腧穴的循经感传共同起到温通经络、调和气血、平衡阴阳、健脾祛湿、温中散寒、回阳救逆等作用，扩大中医火热灸法治疗的范围。主要集中在头面五官疾病、妇科、骨关节病、内科及其他杂病的临床疗效观察领域。

恒温雷火灸是在传统雷火灸疗法的基础上采用可上下移动调节施灸距离的不锈钢灸筒、灸网和更精密纱网设计的灸具，使雷火灸的火力均匀，无须反复刮灰，其热力作用持久集中，渗透效果及温通作用强，从而达到恒温施灸目的的治疗方法。

一、适应证

适用于实证、虚证、寒证、湿证、瘀证、痹证、痿证等导致的各种急慢性疾病，如胃脘痛、泄泻、呕吐、吐酸、便秘、月经不调、痛经、腺小叶增生、失眠、感冒、颈椎病、腰椎病等。

二、评估内容

1. 评估患者体质，了解患者当前的身体状况。

2. 查看患者局部皮肤情况，询问患者对雷火灸药条是否过敏。

3. 评估患者对热的耐受程度。

4. 了解患者是否过饥或过饱。

5. 评估治疗环境是否符合患者隐私保护和保暖要求。

三、用物准备

治疗车、治疗盘、雷火灸药条、恒温灸盒（图1-5-1）、酒精灯、点火器、固定药条的筒子、大浴巾、弯盘、密封口盅。

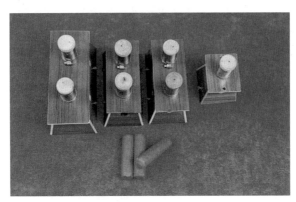

图 1-5-1　恒温灸盒

四、操作流程

（一）操作前准备

1. 仪表大方，举止端庄，态度和蔼，洗手，戴口罩。

2. 携用物至患者床旁，核对床号、姓名、年龄、治疗部位等信息，查看患者施灸部位的皮肤情况。告知患者操作目的、方法及相关注意事项，取得患者配合。

3. 协助患者取合适体位，暴露施灸部位，必要时为患者遮挡，注意患者保暖。

4. 将点燃的雷火灸药条放入恒温灸盒内，盖好恒温灸盒盖子。

（二）操作中

1. 施灸（图 1-5-2）。

（1）再次核对患者施灸部位，遵医嘱或辨证选取相应部位施灸。

（2）将恒温灸盒放置于患者施灸部位，用大浴巾分别围绕恒温灸盒四周后覆盖顶部，以密封、固定恒温灸盒，避免烟雾排出。

（3）根据中医辨证、补泻原则及患者的温热感调节雷火灸药条高度与温度，以患者感到皮肤温热舒适而不灼痛为度。①补法：施灸温度低（灸药火力小），时间 20～30 分钟。②泻法：施灸温度高（灸药火力大），时间 40～60 分钟。

2.观察。

（1）施灸过程中随时询问患者有无灼痛感，及时调节施灸距离。

（2）随时观察患者局部皮肤有无汗出、局部皮肤红润情况及病情。

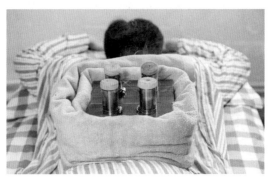

图1-5-2 恒温雷火灸

（三）操作后

1.灸毕，取下恒温灸盒，予大浴巾在患者施灸部位保温3分钟后取下，将灸药放入密封口盅使其彻底熄灭。

2.再次核对患者信息，询问患者感受，查看患者施灸部位皮肤情况。

3.指导患者施灸后避免吹风，注意保暖，适量饮用温水，4小时内不宜洗澡。

4.洗手，记录。

五、注意事项

1.小儿及婴幼儿，高热、高血压危象、孕妇、青光眼、出血性疾病及脏腑功能衰竭者禁用。

2.中医辨证为实证及阴虚内热证者禁用。

3.四肢部位用松紧带固定恒温灸盒；随时询问患者的温热感，观察患者施灸部位皮肤情况。

4.施灸时，根据施灸部位的颜色、温度、局部组织等判断补泻是否"得气"。

5.治疗过程中注意为患者遮盖保暖，嘱患者闭目养神，以增强效果。

六、常见并发症及处理

1.烫伤。遵医嘱用烧伤膏外涂烫伤处。

2. 晕灸。施灸过程中如患者出现面色苍白、心慌、胸闷、头晕、大汗淋漓，立即停止施灸，并报告医生及配合处理。

3. 水疱。小水疱避免擦破，任其自然吸收；较大水疱消毒后用无菌注射器抽出液体，再涂抹烧伤膏，用无菌纱布覆盖。

七、评分标准

恒温雷火灸操作考核评分标准如表 1-5-1 所示。

表 1-5-1　恒温雷火灸操作考核评分标准

（满分 100 分）

项目		评分要点	分值	得分	扣分及原因
操作前准备 20 分	仪表	仪表大方，举止端庄，态度和蔼，洗手，戴口罩。	3		
	核对	核对医嘱、治疗单，核对信息完整、准确无误。	5		
	评估	1. 评估患者体质，了解患者当前的身体状况。 2. 查看患者局部皮肤情况，询问患者对雷火灸药条是否过敏。 3. 评估患者对热的耐受程度。 4. 了解患者是否过饥或过饱。 5. 评估治疗环境是否符合患者隐私保护和保暖要求。	8		
	用物准备	治疗车、治疗盘、雷火灸药条、恒温灸盒、酒精灯、点火器、固定药条的筒子、大浴巾、弯盘、密封口盅。	4		

续表

项目		评分要点	分值	得分	扣分及原因
操作过程 60分	核对告知	携用物至患者床旁，核对床号、姓名、年龄、治疗部位等信息，查看患者施灸部位的皮肤情况。告知患者操作目的、方法及相关注意事项，取得患者配合。	5		
	体位	根据不同疾病及辨证遵医嘱选取合理舒适的体位，充分暴露施灸部位，注意保护患者隐私和保暖。	5		
	操作	1.将点燃的雷火灸药条置于恒温灸盒内，盖好恒温灸盒盖子。 2.再次核对患者施灸部位，遵医嘱或辨证选取相应部位施灸。 3.将恒温灸盒放置于患者施灸部位，用大浴巾分别围绕恒温灸盒四周后覆盖顶部，以密封、固定恒温灸盒，避免烟雾排出。 4.根据中医辨证、补泻原则及患者的温热感调节雷火灸药条高度与温度，以患者感到皮肤温热舒适而不灼痛为度。 （1）补法：施灸温度低（灸药火力小），时间20～30分钟。 （2）泻法：施灸温度高（灸药火力大），时间40～60分钟。	30		
	观察	1.施灸过程中询问患者有无灼痛感，及时调节施灸距离。 2.随时观察患者局部皮肤有无汗出、局部皮肤红润情况及病情。	10		
	整理	1.协助患者整理衣物，取舒适体位，整理床单元。 2.清理用物，归还原处，洗手。	5		
	交代注意事项	施灸后避免吹风，注意保暖，适量饮用温水，4小时内不宜洗澡。	5		

续表

项目		评分要点	分值	得分	扣分及原因
终末质量 20分	操作后评价	1.语言通俗易懂，态度和蔼，沟通有效。 2.全过程动作熟练、规范，符合操作原则。 3.患者配合操作、无不良反应。	8		
	记录	记录及时、完整、准确。	2		
	回答问题	1.目的。 （1）温通经络、调和气血、消肿散结、祛湿散寒、回阳救逆、防病保健、治病强身。 （2）解除或缓解各种虚寒性疾病的临床症状。 2.注意事项。 （1）小儿及婴幼儿，高热、高血压危象、孕妇、青光眼、出血性疾病及脏腑功能衰竭者禁用。 （2）中医辨证为实证及阴虚内热证者禁用。 （3）四肢部位用松紧带固定恒温灸盒；随时询问患者的温热感，观察患者施灸部位皮肤情况。 （4）施灸时，根据施灸部位的颜色、温度、局部组织等判断补泻是否"得气"。 （5）治疗过程中注意为患者遮盖保暖，嘱患者闭目养神，以增强效果。	10		

八、操作流程图

恒温雷火灸操作流程如图 1–5–3 所示。

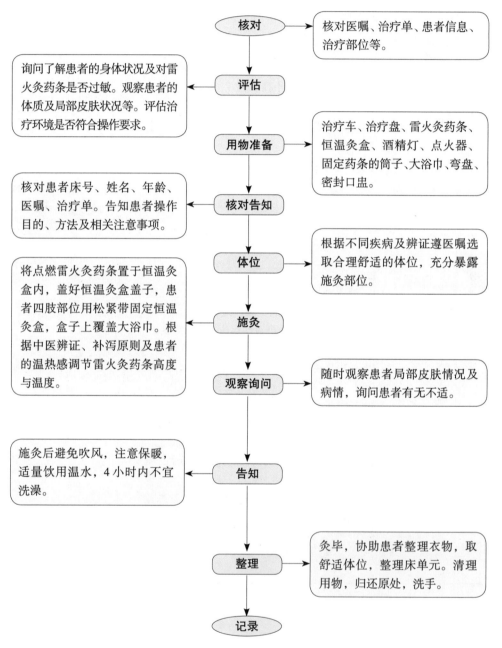

图 1-5-3　恒温雷火灸操作流程图

第六节 铺灸

铺灸，又名督灸、督脉铺灸、火龙灸，因其形状如蛇又称长蛇灸，是一种施灸范围大、穴位多、时间长、火力足、温通力强的隔物灸法。具有温、通、调、补四大功效。温，即以火攻邪，温经散寒，活血化瘀，祛风除湿，能促进血液循环，强化脏腑机能；通，即温经通络，行气活血，促进人体气血运行通畅，改善脏腑功能，通利关节等；调，即扶正祛邪，调节阴阳，平衡脏腑气机，调节神经机能，暖宫调经；补，即补益气血，强壮元阳，增强抗病能力。铺灸对阳虚体质引起的虚寒性疾病有较好的疗效。

一、适应证

1. 免疫系统、运动系统疾病：强直性脊柱炎、风湿性关节炎、类风湿性关节炎、腰肌劳损、腰椎间盘突出、膝关节病、增生性脊柱炎等。

2. 呼吸系统疾病：慢性支气管炎、鼻炎、支气管哮喘、肺气肿等。

3. 消化系统：慢性肝炎、慢性胃炎、消化性溃疡、慢性腹泻等。

4. 妇科疾病：慢性盆腔炎、痛经、盆腔积液等。

5. 其他：体质虚寒、免疫力低下、慢性疲劳、亚健康状态等。

二、评估内容

1. 了解患者当前主要症状、体征、既往史、药物过敏史、心理状况。

2. 评估患者的意识、活动能力、有无感觉迟钝或障碍。

3. 了解女性患者是否处于月经期或妊娠期。

4. 评估患者体质、施灸部位皮肤情况及对热的耐受程度。

5. 评估治疗环境是否符合患者隐私保护、保暖及防火的要求。

三、用物准备

治疗车、治疗单、姜泥约 2 kg（姜泥先用榨汁机榨好，用时微波炉加热）、艾绒、点火器、大毛巾 5 条（其中一条为湿毛巾，必要时灭火用）、纱布 1 卷、小方纱、污物桶，必要时备屏风。

四、操作流程

（一）操作前准备

1.仪表大方，举止端庄，态度和蔼，洗手，戴口罩。

2.携用物至患者床旁，核对姓名、年龄、治疗项目、施灸部位等信息。告知患者操作目的、方法及相关注意事项，嘱患者排空二便。

3.协助患者取俯卧位，裸露施灸部位，注意保护患者隐私和保暖，必要时为患者遮挡。

（二）操作中

1.施灸。

（1）用小方纱清洁患者施灸部位皮肤（督脉的大椎穴至长强穴及两侧膀胱经）。

（2）在患者头部、骶尾部、背部两侧盖上大毛巾后，用纱布铺在背部，面积约 45 cm × 70 cm。

（3）在患者督脉的大椎穴至长强穴及两侧膀胱经部位均匀铺上姜泥，厚为 2～3 cm，再在姜泥上铺上艾绒，厚约为 1 cm，四周留空约 1 cm（图 1-6-1）。

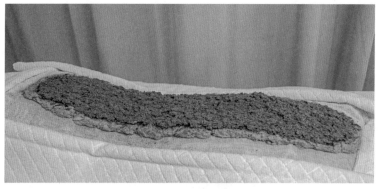

图 1-6-1　铺姜泥及艾绒

（4）点燃艾绒，烧毕再加艾绒点燃，反复3次（图1-6-2）。

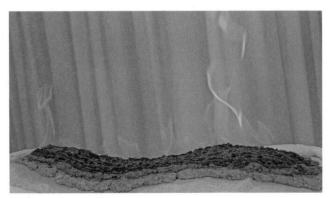

图1-6-2　燃艾绒

（5）灸毕，移去用物，用毛巾轻轻擦干患者背部皮肤。灸后皮肤潮红，感觉温热属正常现象。

2. 观察。

（1）施灸过程中注意观察患者病情，询问患者感觉及有无不适。

（2）灸毕观察患者局部皮肤有无红斑、水疱、烫伤等。

（三）操作后

1. 再次核对患者信息，协助患者穿衣，取舒适体位，整理床单元。

2. 交代注意事项。嘱患者灸后喝温开水200～300 mL，注意保暖，避免直接吹风，4小时内不宜沐浴。

3. 洗手，记录。

4. 按消毒技术规范要求分类整理使用过的物品。

五、注意事项

1. 严重心血管疾病、出血倾向疾病、感染性疾病、急性扭伤、妇女月经期或妊娠期、过饥、过饱、精神紧张、劳累后等不宜施灸。

2. 施灸过程不能离开患者，注意用火安全，患者头部用毛巾遮盖，以免烧到头发。

3. 注意询问患者感受，如患者局部皮肤感觉过热，可将纱布抬起。

六、常见并发症及处理

1.晕灸。若发生晕灸应立即停止施灸，使患者头低位平卧，注意保暖，轻者一般休息片刻，或饮温开水后即可恢复；重者可掐按人中、内关、足三里等穴即可恢复；严重时按晕厥处理。

2.水疱。如水疱较小，一般不需任何处理，待其自行吸收即可；如水疱较大，可用消毒针刺破水疱放出疱内液体后，涂抹烧伤膏，覆盖无菌方纱，保持干燥防止感染。

七、评分标准

铺灸操作考核评分标准如表1-6-1所示。

表1-6-1　铺灸操作考核评分标准

（满分100分）

项目		评分要点	分值	得分	扣分及原因
操作前准备20分	仪表	仪表大方，举止端庄，态度和蔼，洗手，戴口罩。	3		
	核对	核对医嘱、治疗单，核对信息完整、准确无误。	5		
	评估	1.了解患者当前主要症状、体征、既往史、药物过敏史、心理状况。 2.评估患者的意识、活动能力、有无感觉迟钝或障碍。 3.了解女性患者是否处于月经期或妊娠期。 4.评估患者体质、施灸局部皮肤情况及对热的耐受程度。 5.评估治疗环境是否符合患者隐私保护、保暖及防火的要求。	8		
	用物准备	治疗车、治疗单、姜泥约2 kg（姜泥先用榨汁机榨好，用时微波炉加热）、艾绒、点火器、大毛巾5条（其中一条为湿毛巾，必要时灭火用）、纱布1卷、小方纱、污物桶，必要时备屏风。	4		

续表

项目		评分要点	分值	得分	扣分及原因
操作过程 60 分	核对告知	携用物至患者床旁，核对姓名、年龄、治疗项目、施灸部位等信息，并做好解释工作。	5		
	体位	协助患者取俯卧位，裸露施灸部位，注意保护患者隐私和保暖，必要时为患者遮挡。	5		
	施灸	1. 用小方纱清洁患者施灸部位皮肤（督脉的大椎穴至长强穴及两侧膀胱经）。 2. 在患者头部、骶尾部、背部两侧盖上大毛巾后，用纱布铺在背部，面积约 45 cm×70 cm。 3. 在患者督脉的大椎穴至长强穴及两侧膀胱经部位均匀铺上厚 2～3 cm 的姜泥，在姜泥上铺上厚约 1 cm 的艾绒，四周留空约 1 cm。 4. 点燃艾绒，烧毕再加艾绒点燃，反复 3 次。 5. 灸毕，移去用物，用毛巾轻轻擦干患者背部皮肤。灸后皮肤潮红，感觉温热属正常现象。	30		
	观察	1. 施灸过程中注意观察患者病情，询问患者感觉及有无不适。 2. 灸毕观察患者局部皮肤有无红斑、水疱、烫伤等。	10		
	整理	1. 再次核对患者身份，协助患者穿衣，取舒适体位，整理床单元。 2. 按消毒技术规范要求分类整理使用过的物品。	5		

续表

	项目	评分要点	分值	得分	扣分及原因
操作过程 60 分	交代注意事项	嘱患者灸后喝温开水 200 ～ 300 mL，注意保暖，避免直接吹风，4 小时内不宜沐浴。	5		
终末质量 20 分	操作后评价	1.语言通俗易懂，态度和蔼，沟通有效。 2.全过程动作熟练、规范，符合操作原则。 3.患者配合操作、无不良反应。	8		
	记录	记录及时、完整、准确。	2		
	回答问题	1.目的：温经散寒、祛风除湿、行气活血、扶正祛邪、平衡阴阳、强壮元阳、增强抗病能力等。 2.注意事项。 （1）严重心血管疾病、出血倾向疾病、感染性疾病、急性扭伤、妇女月经期或妊娠期、过饥、过饱、精神紧张、劳累后等不宜施灸。 （2）施灸过程不能离开患者，注意用火安全，患者头部用毛巾遮盖，以免烧到头发。 （3）注意询问患者感受，如患者局部皮肤感觉过热，可将纱布抬起。	10		

八、操作流程图

铺灸操作流程如图 1-6-3 所示。

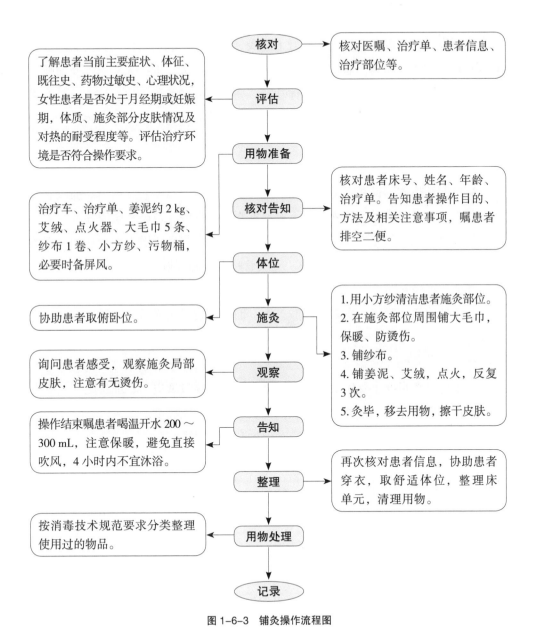

了解患者当前主要症状、体征、既往史、药物过敏史、心理状况，女性患者是否处于月经期或妊娠期、体质、施灸部分皮肤情况及对热的耐受程度等。评估治疗环境是否符合操作要求。

核对 → 核对医嘱、治疗单、患者信息、治疗部位等。

评估

用物准备

治疗车、治疗单、姜泥约 2 kg、艾绒、点火器、大毛巾 5 条、纱布 1 卷、小方纱、污物桶，必要时备屏风。

核对告知 → 核对患者床号、姓名、年龄、治疗单。告知患者操作目的、方法及相关注意事项，嘱患者排空二便。

体位

协助患者取俯卧位。

施灸 → 1.用小方纱清洁患者施灸部位。2.在施灸部位周围铺大毛巾，保暖、防烫伤。3.铺纱布。4.铺姜泥、艾绒，点火，反复3 次。5.灸毕，移去用物，擦干皮肤。

询问患者感受，观察施灸局部皮肤，注意有无烫伤。

观察

操作结束嘱患者喝温开水 200～300 mL，注意保暖，避免直接吹风，4 小时内不宜沐浴。

告知

整理 → 再次核对患者信息，协助患者穿衣，取舒适体位，整理床单元，清理用物。

按消毒技术规范要求分类整理使用过的物品。

用物处理

记录

图 1-6-3 铺灸操作流程图

第七节　龙脊灸

龙脊灸是将姜泥和艾绒铺于龙脊上施灸，借助热力和药力使药物的有效成分透过龙脊上的体表腧穴，通过经络传导，激发人体"天、地、人"三气及通畅人体"龙路、火路"干道，以调整机体功能，防治疾病的外治方法。该方法具有强壮真元、祛邪扶正、温通经络、行气活血、散寒祛瘀、通痹止痛等功效。

一、适应证

1.虚寒性疾病：畏寒、手脚不温、虚寒型胃脘痛，宫寒、产后风、痛经、月经不调、盆腔炎，感冒后咳嗽长久不愈，不寐，黄褐斑、雀斑、痤疮等。

2.慢性疾病：强直性脊柱炎、风湿／类风湿性关节炎、增生性脊柱炎、肩颈痛、慢性腰肌劳损、慢性支气管炎、支气管哮喘、肺气肿、鼻炎、慢性肠胃炎、慢性肝炎、神经衰弱等。

3.湿性体质：肥胖、痰多、四肢乏力、面色萎黄、头面易出油等。

二、评估内容

1.了解患者当前主要症状、体征、既往史、药物过敏史、心理状况。

2.评估患者体质、施灸部位皮肤情况及对热的耐受程度。

3.评估治疗环境是否符合患者隐私保护和保暖要求。

三、用物准备

姜泥、艾绒、桑皮纸、灸具、毛巾、持物钳、酒精灯、95%酒精棉球、点火器、治疗车、屏风。

四、操作流程

（一）操作前准备

1.仪表大方，举止端庄，态度和蔼，洗手，戴口罩。

2.携用物至患者床旁，核对床号、姓名、年龄、治疗部位等信息，询问二便需求，向患者及其家属解释操作目的、方法及相关配合事项。

3.调节适宜的室温，协助患者取舒适俯卧位，暴露患者背部皮肤，站在患者一侧。

4.用温湿毛巾清洁患者待施灸部位皮肤。

（二）操作中

1.定位。选择患者龙脊上的督脉及膀胱经，上至大椎穴，下至八髎穴。

2.铺姜泥。以患者脊柱为中心纵轴，将桑皮纸铺于龙脊上，覆盖整个背部，将龙脊灸具置于桑皮纸上，把姜泥均匀铺在灸具内压实，宽度为 4.0 ～ 5.0 cm，厚度为 3.0 ～ 3.5 cm。

3.铺艾绒。将艾绒平铺在姜泥上，厚度约 0.5 cm。

4.燃艾。用持物钳持燃烧的 95% 酒精棉球，自上而下，每间隔 5 cm 左右均匀点燃艾绒，让其自行燃烧。

5.加壮。当第一壮艾绒燃至焦黑时，另取艾绒，如上述方法平铺叠于第一壮上，待其自行燃烧至全部焦黑。如此反复，视患者病情施灸 3 ～ 5 壮（图 1-7-1）。

6.观察。询问患者感受，观察患者病情。若患者感觉温度过高时将灸具抬起散热，观察患者局部皮肤情况，并及时擦干患者背部汗液，再继续施灸。

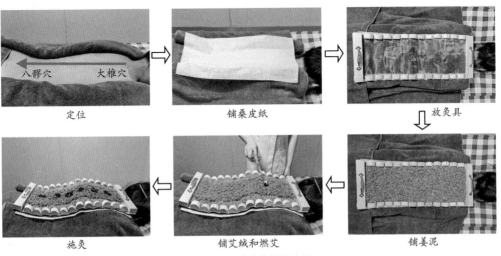

定位　　　　　　　铺桑皮纸　　　　　　　放灸具

施灸　　　　　　铺艾绒和燃艾　　　　　　铺姜泥

图 1-7-1 龙脊灸操作流程

（三）操作后

1. 灸毕。确认艾绒燃烧完毕，将灸具置于治疗车下层，将艾绒及桑皮纸弃于垃圾桶。检查患者皮肤情况，用毛巾清洁皮肤。

2. 协助患者穿衣，取舒适体位，整理床单元。观察患者皮肤情况及治疗后的反应，询问患者感受。

3. 交代注意事项。告知患者施灸后皮肤微红属正常现象；适当饮用温开水，4小时后方可洗热水澡，切勿剧烈运动；注意保暖，避风寒；如局部皮肤出现红斑、瘙痒、疼痛等情况，及时报告。

4. 再次核对患者信息，致谢。

5. 洗手，记录。

五、注意事项

1. 操作过程中随时询问患者感受，随时观察患者局部皮肤情况及病情。

2. 严重心脑血管疾病、肝肾功能不全、出血倾向疾病、感染性疾病、急性扭挫伤、女性月经期和妊娠期、空腹及过饱等不宜进行龙脊灸治疗。

六、常见并发症及处理

1. 晕灸。立即停止施灸，让患者平卧于空气流通处，松开患者领口，给予适量温糖水（糖尿病患者慎用）或温开水口服，监测患者生命体征直至症状缓解。

2. 水疱。若出现小水疱无需处理，待自行吸收；出现较大水疱，可用注射器抽吸疱液后予湿润烧伤膏外涂，每天4次。

七、评分标准

龙脊灸操作考核评分标准如表 1-7-1 所示。

表 1-7-1　龙脊灸操作考核评分标准

（满分 100 分）

项目		评分要点	分值	得分	扣分及原因
操作前准备 20 分	仪表	仪表大方，举止端庄，态度和蔼，洗手，戴口罩。	3		
	核对	核对医嘱、治疗单，核对信息完整、准确无误。	5		
	评估	1. 了解患者当前主要症状、体征、既往史、药物过敏史、心理状况。 2. 评估患者体质、施灸部位皮肤情况及对热的耐受程度。 3. 评估治疗环境是否符合患者隐私保护和保暖要求。	8		
	用物准备	姜泥、艾绒、桑皮纸、灸具、毛巾、持物钳、酒精灯、95%酒精棉球、点火器、治疗车、屏风。	4		
操作过程 60 分	核对告知	携用物至患者床旁，核对床号、姓名、年龄、治疗部位等信息，询问二便需求，向患者及其家属解释操作目的、方法及相关配合事项。	5		
	体位	调节适宜的室温，协助患者取舒适俯卧位，暴露背部皮肤。	5		
	定位	选择督脉（上至大椎穴，下至八髎穴）、膀胱经。	5		
	铺姜泥	以患者脊柱为中心纵轴，将桑皮纸铺于龙脊上，覆盖至整个背部，将龙脊灸具置于桑皮纸上，将姜泥均匀铺在灸具内压实，宽度为 4.0～5.0 cm，厚度为 3.0～3.5 cm。	5		
	铺艾绒	将艾绒平铺于姜泥上，厚度约 0.5 cm。	5		
	燃艾	用持物钳持燃烧的 95% 酒精棉球，自上而下，每间隔 5 cm 左右均匀点燃艾绒，让其自行燃烧。	10		
	加壮	当第一壮艾绒燃至焦黑时，另取艾绒，如上述方法平铺叠于第一壮上，待其自行燃烧至全部焦黑。如此反复，视病情施灸 3～5 壮。	5		

续表

	项目	评分要点	分值	得分	扣分及原因
操作过程 60分	观察	注意询问患者感受，观察患者病情。若患者感觉温度过高时将灸具抬起散热，观察患者局部皮肤情况，并及时擦干患者背部汗液，再继续施灸。	8		
	灸毕	确认艾绒燃烧完毕，将灸具置于治疗车下层，将艾绒及桑皮纸弃于垃圾桶。检查患者皮肤情况，用毛巾清洁皮肤。	5		
	整理	协助患者穿衣，取舒适体位，整理床单元及用物。	2		
	交代注意事项	灸后皮肤微红属正常现象；适当饮用温开水，4小时后方可洗热水澡，切勿剧烈运动；注意保暖，避风寒；如局部皮肤出现红斑、瘙痒、疼痛等情况，及时报告。	5		
终末质量 20分	操作后评价	1.语言通俗易懂，态度和蔼，沟通有效。 2.全过程动作熟练、规范，符合操作原则。 3.患者配合操作、无不良反应。	8		
	记录	记录及时、完整、准确。	2		
	回答问题	1.目的：温通经络、行气活血、调和脏腑阴阳、提高患者机体免疫力、防病治病。 2.注意事项。 （1）操作过程中随时询问患者感受，随时观察患者局部皮肤情况及病情。 （2）严重心脑血管疾病、肝肾功能不全、出血倾向疾病、感染性疾病、急性扭挫伤、女性月经期和妊娠期、空腹及过饱等不宜进行龙脊灸治疗。	10		

八、操作流程图

龙脊灸操作流程如图 1-7-2 所示。

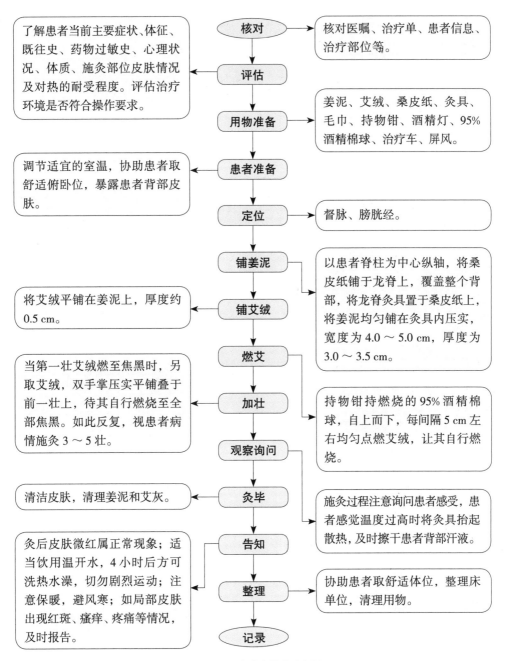

了解患者当前主要症状、体征、既往史、药物过敏史、心理状况、体质、施灸部位皮肤情况及对热的耐受程度。评估治疗环境是否符合操作要求。

核对 → 核对医嘱、治疗单、患者信息、治疗部位等。

评估

用物准备 → 姜泥、艾绒、桑皮纸、灸具、毛巾、持物钳、酒精灯、95%酒精棉球、治疗车、屏风。

调节适宜的室温，协助患者取舒适俯卧位，暴露患者背部皮肤。

患者准备

定位 → 督脉、膀胱经。

铺姜泥 → 以患者脊柱为中心纵轴，将桑皮纸铺于龙脊上，覆盖整个背部，将龙脊灸具置于桑皮纸上，将姜泥均匀铺在灸具内压实，宽度为 4.0～5.0 cm，厚度为 3.0～3.5 cm。

将艾绒平铺在姜泥上，厚度约 0.5 cm。

铺艾绒

燃艾

当第一壮艾绒燃至焦黑时，另取艾绒，双手掌压实平铺叠于前一壮上，待其自行燃烧至全部焦黑。如此反复，视患者病情施灸 3～5 壮。

加壮

观察询问 → 持物钳持燃烧的 95% 酒精棉球，自上而下，每间隔 5 cm 左右均匀点燃艾绒，让其自行燃烧。

清洁皮肤，清理姜泥和艾灰。

灸毕 → 施灸过程注意询问患者感受，患者感觉温度过高时将灸具抬起散热，及时擦干患者背部汗液。

告知

灸后皮肤微红属正常现象；适当饮用温开水，4 小时后方可洗热水澡，切勿剧烈运动；注意保暖，避风寒；如局部皮肤出现红斑、瘙痒、疼痛等情况，及时报告。

整理 → 协助患者取舒适体位，整理床单位，清理用物。

记录

图 1-7-2 龙脊灸操作流程图

第二章

· · · · · · · · · · · · · ·

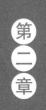

罐

法

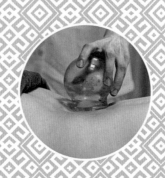

第一节　常见罐法

拔罐法古称角法，是一种以罐为工具，利用燃烧、抽吸、蒸汽等方法排除罐内空气后形成负压，吸附于腧穴或体表的特定部位使局部皮肤充血、瘀血，以达到调整机体功能、防治疾病目的的外治方法。具有开泄腠理、祛风散寒、通经活络、行气活血、祛瘀生新、消肿止痛等作用。

一、罐的种类

早期以兽角为材质，现已逐步发展为玻璃罐、竹罐、陶瓷罐、抽气罐、金属罐、多功能罐等。常用的罐具有以下 4 种。

1. 玻璃罐。由玻璃加工制成，形如球状，下端开口，口小肚大，口边微厚而略向外翻，罐口平滑。依据罐口直径大小分为不同型号。优点是质地透明，使用时可以观察拔罐部位皮肤充血、瘀血程度，便于随时掌握情况，缺点是容易破损。

2. 竹罐。取直径 3～5 cm 坚固无损的毛竹，制成 6～8 cm 或 8～10 cm 长的竹罐，一端留节为底、一端为罐口，用刀刮去青皮及内膜，制成形如腰鼓的圆筒。用砂纸磨光，使罐口光滑平整。优点是取材容易，经济易制，轻巧价廉，不易摔碎，适于水煮，缺点是容易燥裂、漏气，吸附力不强。

3. 陶罐。用陶土烧制而成，有大有小，罐口光整，肚大而圆，口底较小，其状如腰鼓。优点是吸附力强，缺点是质地较重，容易破损。

4. 抽气罐。多由透明塑料制成，上面置活塞，便于抽气，也有特制的橡皮囊排气罐。依据罐口直径大小分为不同型号。优点是质地透明便于观察，使用方便，吸附力强，安全且不易破碎，缺点是容易老化。

二、罐的吸附方法

（一）火罐

火罐是指通过燃烧加热罐内空气，利用罐内空气冷却时形成的负压，将罐吸附于体表的方法。常用的火罐有以下 3 种。

1. 闪火法。用止血钳夹住 95% 酒精棉球，一手握罐体，罐口朝下，一手将棉球点燃后立即伸入罐内旋转数圈后抽出，迅速将罐扣于应拔部位（图 2-1-1）。此法较安全，不受体位限制，是最常用的拔罐方法。但须注意切勿烧灼罐口，以免烫伤患者皮肤。

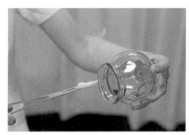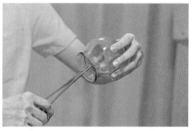

图 2-1-1　闪火法

2. 投火法。将易燃软质纸片（卷）或 95% 酒精棉球点燃后投入罐内，迅速将罐扣于应拔部位（图 2-1-2）。此法罐内燃烧物易坠落烫伤患者皮肤，故多用于身体侧向拔罐。

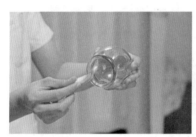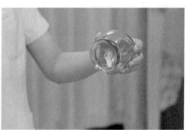

图 2-1-2　投火法

3. 贴棉法。将直径 1 ～ 2 cm 的 95% 酒精棉片贴于罐内壁下方 1/3 处，点燃后迅速将罐扣于应拔部位（图 2-1-3）。此法也多用于侧面横拔罐，注意将酒精棉片拧干，避免过湿滴落烫伤患者皮肤。

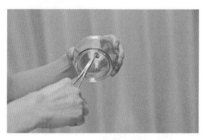

图 2-1-3　贴棉法

（二）水罐

水罐，即通过蒸汽、水煮等方法加热，利用罐内空气冷却时形成的负压将罐吸附于体表的拔罐方法（图 2-1-4）。此法多用竹罐。拔罐前将竹罐放入水或药液中煮沸 2～3 分钟，然后用镊子将罐倒置（罐口朝下）夹起，迅速用多层干毛巾捂住罐口片刻，以吸去罐内的水液，降低罐口温度（但保持罐内热气），趁热将罐拔于应拔部位，然后轻按罐 30 秒左右，令其吸牢。此法作用强，且可罐、药结合，适用于任何部位的拔留罐、排罐，但此操作应适时，罐出水后拔罐过快易烫伤皮肤，过慢又易致吸拔力不足。

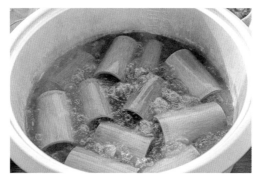

图 2-1-4 水罐

（三）抽气罐

抽气罐，即由一种特制的罐具和抽气装置构成，通过抽吸罐内空气的方式形成罐内负压，使罐吸附于体表的拔罐方法（图 2-1-5）。操作时，先将抽气罐紧扣在应拔部位，用抽气筒将罐内的部分空气抽出，使其吸拔于皮肤上。

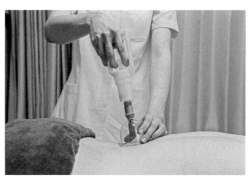

图 2-1-5 抽气罐

三、适应证

拔罐的适用范围较广，常用于腹痛、颈肩腰腿痛、关节痛、软组织闪挫扭伤等局部病症，也可用于伤风感冒、头痛、面瘫、咳嗽、哮喘、消化不良、泄泻、月经不调、痛经等病症，以及目赤肿痛、麦粒肿、丹毒、带状疱疹、疮疡初起未溃等外科病症。

四、评估内容

1. 了解患者当前主要症状、体征、既往史、心理状况。

2. 了解患者体质、全身状况及拔罐处的皮肤情况。

3. 评估治疗环境是否符合患者隐私保护和保暖要求。

五、用物准备

1. 治疗盘、罐具、95% 酒精棉球、止血钳、点火器、宽口瓶（内盛水）、无菌方纱、无菌棉签、时钟、大浴巾，必要时备屏风，走罐时备润滑剂如凡士林。

2. 刺络拔罐时另备针具（8 号无菌注射针头、三棱针、梅花针等）、皮肤消毒液、无菌手套，必要时备胶布、垫巾。

六、操作流程

（一）操作前准备

1. 仪表大方，举止端庄，态度和蔼，洗手，戴口罩。

2. 携用物至床旁，核对床号、姓名、年龄、诊断及拔罐部位，询问患者二便需求，向患者及其家属解释操作目的及配合事项。

3. 协助患者取舒适体位，颈肩部可取坐位，腰背部及下肢可取俯卧位，腹部可取仰卧位，以患者自觉舒适，罐不易脱落为宜。

4. 再次核对患者、拔罐部位、拔罐方法，检查罐具是否完好，清洁患者皮肤。

（二）操作中

1. 拔罐。

（1）闪罐。用闪火法将罐吸拔于患者治疗部位，随即取下，再吸拔、再取下，反复吸拔至局部皮肤潮红，或罐体底部发热为度，动作要迅速且准确（图2-1-6）。

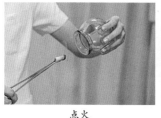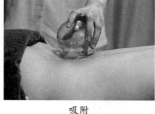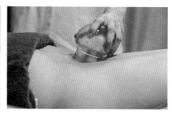

点火　　　　　　　　　　吸附　　　　　　　　　　拔起

图2-1-6　闪罐

（2）留罐。留罐法又称坐罐法，是指将罐吸拔在皮肤上留置5～20分钟，使局部皮肤潮红，皮下瘀血呈紫黑色后再将罐取下的操作方法（图2-1-7）。留罐时间长短视患者拔罐反应与体质而定，肌肤反应明显者、皮肤薄弱者、老年人与儿童留罐时间不宜过长。

（3）走罐。走罐法又称推罐法、飞罐法。先于施罐部位涂上润滑剂（常用凡士林、医用甘油、液体石蜡或润肤霜等），也可用温水或药液，同时还可将罐口涂上润滑剂。用罐吸附后，一手握住罐体，略用力将罐沿着肌肉、骨骼、经络循行路线反复推拉，至走罐部位皮肤紫红为度，推罐时应用力均匀，防止罐具漏气脱落（图2-1-8）。注意选择口径较大的罐，罐口要求平滑厚实。操作时可上下左右或循经走罐。

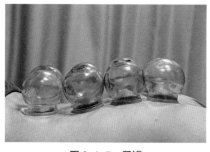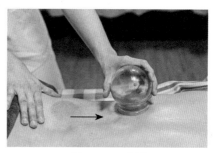

图2-1-7　留罐　　　　　　　　　　　图2-1-8　走罐

（4）刺络拔罐。戴无菌手套，选取治疗部位血络充盈处进行常规皮肤消毒，按照病变部位的大小范围，选用 8 号无菌注射针头或三棱针、梅花针等点刺出血，或用三棱针挑治后刺破小血管。将罐具紧扣在刺络部位，观察刺络部位出血情况，留罐 5 ～ 20 分钟（图 2-1-9）。注意不可在大血管上进行刺络拔罐，以免造成出血过多。

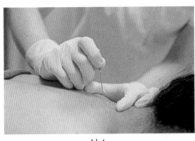

刺血

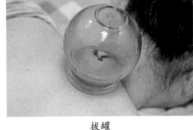

拔罐

图 2-1-9　刺络拔罐

2. 观察。拔罐过程中观察罐口吸附情况、患者局部皮肤情况，随时询问患者的感受，及时调整吸附情况。注意观察患者的病情变化，询问患者有无不适，如有不适，及时停止操作，并报告医生配合处理。

3. 起罐。

（1）常用罐。一手握住罐体腰底部稍倾斜，另一手的拇指或食指按压罐口边缘的皮肤，使罐口与皮肤之间产生空隙空气进入罐内，即可将罐取下（图 2-1-10）。

（2）抽气罐。提起抽气罐上方的塞帽，使空气注入罐内，罐即可脱落（图 2-1-11），也可用常用罐的起罐方法起罐。

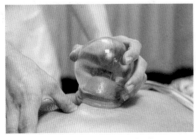

图 2-1-10　常用罐起罐

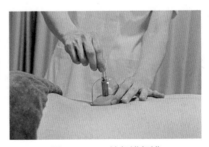

图 2-1-11　抽气罐起罐

（3）水（药）罐。为防止罐内有残留水（药）液漏出，若吸拔部位呈水平面，应先将拔罐部位调整为侧面后再起罐。

（4）刺络拔罐。一手夹持罐底，另一手拇指按压罐口皮肤，使空气进入罐内，即可顺利起罐。起罐后用无菌方纱擦净血迹，点刺部位用无菌方纱保护。

（三）操作后

1. 清洁患者局部皮肤，协助患者整理衣物，取舒适体位，询问患者感受，整理床单元。

2. 交代注意事项。

（1）治疗过程中局部皮肤可能出现水疱或烫伤。

（2）由于罐内空气负压吸引作用，局部皮肤会出现与罐口相当大小的紫红色瘀斑，数天后自行消失。

（3）拔罐后多休息，避风寒，勿立即沐浴。

（4）拔罐后保持情绪稳定，多饮水，宜清淡饮食，忌食生冷油腻之品。

3. 再次核对患者信息，致谢。

4. 洗手，记录。

七、注意事项

1. 环境适宜，光线充足。

2. 予患者舒适体位，局部宜舒展、松弛，勿随意移动以防罐脱落。选择肌肉较厚的部位，充分暴露，有毛发者宜剃去，骨骼凹凸不平和毛发较多处不宜拔罐。操作部位应注意防止感染。

3. 操作前要检查罐口周围是否光滑、有无裂痕，如有破损禁止使用。根据拔罐部位选择大小合适的罐具。

4. 拔罐手法要熟练，动作要轻、快、稳、准。燃火伸入罐内约 1/3 的位置。用于燃火的酒精棉球，不可吸含过多酒精，以免拔罐时滴落到患者皮肤上而造成烧烫伤。若不慎出现烧烫伤，按外科烧烫伤常规处理。

5. 随时检查罐具吸附情况，起罐时切勿强拉或旋转罐具，以免引起疼痛甚至损伤皮肤。拔罐过程中如果患者出现局部疼痛应及时减压放气，重则立即起罐。

6. 老年人、儿童、体质虚弱及初次接受拔罐者，拔罐数量宜少，留罐时间宜短。妊娠妇女及婴幼儿慎用拔罐。高热抽搐及凝血机制障碍患者，皮肤溃疡、水肿、大血管处、孕妇腹部和腰骶部均不宜拔罐。

7. 治疗间隔时间依据患者病情和局部皮肤颜色变化决定。同一部位拔罐一般隔天 1 次，急性病痊愈即止；慢性病 7 ～ 10 次为 1 个疗程，2 个疗程之间应间隔 3 ～ 5 天，或等罐斑痕迹消失。

八、常见并发症及处理

（一）罐具脱落

1. 拔罐前保持患者皮肤清洁干燥，无毛发，罐具完整无破损。

2. 操作时注意调整罐具的吸附力度，不可过猛也不可过轻，以免吸附力不够导致罐具脱落。

3. 罐具脱落后应根据患者皮肤情况判断是否需要再次在同一部位吸拔，如再次吸拔时应适当缩短吸附时间，必要时汇报医生给予处理。

（二）晕罐

拔罐过程中出现头晕、胸闷、恶心欲呕、肢体发软、冷汗淋漓，甚至瞬间意识丧失等为晕罐现象。

1. 治疗前向患者解释拔罐治疗的方法，可能出现的感觉、程度，以取得患者的信任和配合。

2. 出现晕罐时应立即起罐，使患者呈头低脚高卧位，必要时可饮用温开水或温糖水，或掐水沟穴等。密切注意患者血压、心率变化，严重时按晕厥处理。

（三）疼痛

1. 拔罐前详细评估患者对疼痛的耐受情况，检查患者皮肤情况。

2. 拔罐后患者自觉吸附力过大疼痛不适时，可将罐体少许放气以减少罐内负压，以患者自觉舒适为宜。

九、评分标准

1. 拔罐法操作考核评分标准（表 2-1-1）。

表 2-1-1　拔罐法操作考核评分标准

（满分 100 分）

项目		评分要点	分值	得分	扣分及原因
操作前准备 20 分	仪表	仪表大方，举止端庄，态度和蔼，洗手，戴口罩。	3		
	核对	核对医嘱、治疗单，核对信息完整、准确无误。	5		
	评估	1. 了解患者当前主要症状、体征、既往史、心理状况。 2. 了解患者体质、全身状况及拔罐处的皮肤情况。 3. 评估治疗环境是否符合患者隐私保护和保暖要求。	8		
	用物准备	治疗盘、罐具、95% 酒精棉球、止血钳、点火器、宽口瓶（内盛水）、无菌方纱、无菌棉签、时钟、大浴巾，必要时备屏风，走罐时备润滑剂如凡士林。	4		
操作过程 60 分	核对告知	携用物至患者床旁，核对床号、姓名、年龄、诊断及拔罐部位，必要时为患者遮挡，告知配合事项。	5		
	体位	取舒适体位：颈肩部可取坐位，腰背部及下肢可取俯卧位，腹部可取仰卧位，以患者自觉舒适，罐不易脱落为宜。	5		

续表

	项目	评分要点	分值	得分	扣分及原因
操作过程 60 分	拔罐	1. 再次核对患者、拔罐部位、拔罐方法，检查罐具是否完好，清洁患者皮肤。 2. 闪罐：用闪火法将罐吸拔于治疗部位，随即取下，再吸拔、再取下，反复吸拔至局部皮肤潮红，或罐体底部发热为度。 3. 留罐：用闪火法将罐吸拔于治疗部位，检查罐的吸附情况，留罐 5 ~ 20 分钟。 4. 走罐：先于走罐部位及罐口涂上润滑剂，待罐吸附后，一手握住罐体，略用力将罐沿着肌肉、骨骼、经络循行路线反复推拉，至走罐部位皮肤紫红为度，推罐时应用力均匀，防止罐具漏气脱落。	20		
	观察	随时观察罐口吸附情况、患者局部皮肤情况，询问患者的感受，及时调整吸附情况。	10		
	起罐	一手夹持罐底，另一手拇指按压罐口皮肤，使空气进入罐内，即可顺利起罐。清洁局部皮肤，观察皮肤情况。	5		
	整理	清洁患者局部皮肤，协助患者整理衣物，取舒适体位，整理床单元，清理用物。	5		
	交代注意事项	1. 治疗过程中局部皮肤可能出现水疱或烫伤。 2. 由于罐内空气负压吸引作用，局部皮肤会出现与罐口相当大小的紫红色瘀斑，数天后自行消失。 3. 拔罐后多休息，避风寒，勿立即沐浴。 4. 拔罐后保持情绪稳定，多饮水，宜清淡饮食，忌食生冷油腻之品。	10		

续表

项目		评分要点	分值	得分	扣分及原因
操作后评价		1.语言通俗易懂，态度和蔼，沟通有效。 2.全过程动作熟练、规范，符合操作原则。 3.患者配合操作、无不良反应。	8		
记录		记录及时、完整、准确。	2		
终末质量20分	回答问题	1.目的：开泄腠理、祛风散寒、通经活络、行气活血、祛瘀生新、消肿止痛等。 2.注意事项。 （1）环境适宜，光线充足。 （2）予患者舒适体位，局部宜舒展、松弛，勿随意移动以防罐脱落。选择肌肉较厚的部位，充分暴露，有毛发者宜剃去，骨骼凹凸不平和毛发较多处不宜拔罐。操作部位应注意防止感染。 （3）操作前要检查罐口周围是否光滑、有无裂痕，如有破损禁止使用。根据拔罐部位选择大小合适的罐具。 （4）拔罐手法要熟练，动作要轻、快、稳、准。燃火伸入罐内约1/3的位置。用于燃火的酒精棉球，不可吸含过多酒精，以免拔罐时滴落到患者皮肤上而造成烧烫伤。若不慎出现烧烫伤，按外科烧烫伤常规处理。 （5）随时检查罐具吸附情况，起罐时切勿强拉或旋转罐具，以免引起疼痛甚至损伤皮肤。拔罐过程中如果患者出现局部疼痛应及时减压放气，重则立即起罐。 （6）老年人、儿童、体质虚弱及初次接受拔罐者，拔罐数量宜少，留罐时间宜短。妊娠妇女及婴幼儿慎用拔罐。高热抽搐及凝血机制障碍患者，皮肤溃疡、水肿、大血管处、孕妇腹部和腰骶部均不宜拔罐。 （7）治疗间隔时间依据患者病情和局部皮肤颜色变化决定。同一部位拔罐一般隔天1次，急性病痊愈即止；慢性病7～10次为1个疗程，2个疗程之间应间隔3～5天，或等罐斑痕迹消失。	10		

2. 刺络拔罐法操作考核评分标准（表2-1-2）。

表2-1-2　刺络拔罐法操作考核评分标准

（满分100分）

项目		评分要点	分值	得分	扣分及原因
操作前准备20分	仪表	仪表大方，举止端庄，态度和蔼，洗手，戴口罩。	3		
	核对	核对医嘱、治疗单，核对信息完整、准确无误。	5		
	评估	1. 了解患者当前主要症状、体征、既往史、心理状况。 2. 了解患者体质、全身状况及拔罐处的皮肤情况。 3. 评估治疗环境是否符合患者隐私保护和保暖要求。	8		
	用物准备	治疗盘、罐具、针具（8号无菌注射针头、三棱针、梅花针等）、皮肤消毒液、无菌棉签、无菌方纱、无菌手套，必要时备胶布、垫巾。	4		
操作过程60分	核对告知	携用物至患者床旁，核对床号、姓名、年龄、诊断及拔罐部位，必要时为患者遮挡，告知配合事项。	5		
	体位	取舒适体位：颈肩部可取坐位，腰背部及下肢可取卧位，腹部可取仰卧位，以患者自觉舒适、罐不易脱落为宜。	5		
	刺络	戴无菌手套，选取治疗部位血络充盈处进行常规皮肤消毒，按照病变部位的大小范围，选用8号无菌注射针头或三棱针、梅花针等点刺出血，或用三棱针挑治后刺破小血管。	10		
	拔罐	将罐具紧扣在刺络部位，观察刺络部位出血情况，留罐5～20分钟。	10		

续表

项目		评分要点	分值	得分	扣分及原因
操作过程 60 分	观察	观察罐具吸附情况，随时询问患者的感受，及时调整罐具吸附情况。放血过程中注意观察患者的病情变化，询问患者有无不适，如有不适，及时停止操作，并报告医生配合处理。	10		
	起罐	一手夹持罐底，另一手拇指按压罐口皮肤，使空气进入罐内，即可顺利起罐。起罐后用无菌方纱擦净血迹，点刺部位用无菌方纱保护。	10		
	整理	清洁患者局部皮肤，协助患者整理衣物，取舒适体位，整理床单元，清理用物。	5		
	交代注意事项	刺络拔罐可间隔 3 ~ 7 天施行 1 次。告知患者治疗过程中局部可能疼痛，由于罐内空气负压及针刺放血作用，局部皮肤会出现与罐口相当大小的紫红色瘀斑及针刺部位疼痛感，数天后自行消失。局部注意保暖，治疗后 24 小时内避免碰水。	5		
终末质量 20 分	操作后评价	1.语言通俗易懂，态度和蔼，沟通有效。2.全过程动作熟练、规范，符合操作原则。3.患者配合操作、无不良反应。	8		
	记录	详细记录实施刺络拔罐后的客观情况，记录内容准确、完整。	2		
	回答问题	1.目的：通经活络、开窍泻热、消肿止痛。2.注意事项。（1）严格消毒，以防止施术部位感染。（2）初诊、年老体弱、有晕针史、紧张、疲劳的患者，宜采用卧位操作。（3）避免由于罐内负压过大造成患者留罐处感觉疼痛、过紧，应及时起罐或适当放气。（4）局部注意保暖，治疗后 24 小时内避免碰水。（5）局部皮肤水肿严重时，负压不可过大，时间不可过长，以免损伤皮肤。	10		

十、操作流程图

1.拔罐法操作流程（图 2-1-12）。

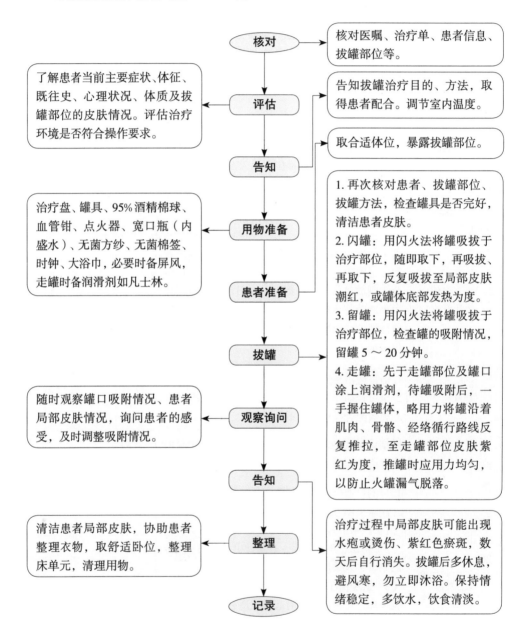

| | 核对 | → 核对医嘱、治疗单、患者信息、拔罐部位等。 |

了解患者当前主要症状、体征、既往史、心理状况、体质及拔罐部位的皮肤情况。评估治疗环境是否符合操作要求。 ← 评估 → 告知拔罐治疗目的、方法，取得患者配合。调节室内温度。

告知 → 取合适体位，暴露拔罐部位。

治疗盘、罐具、95% 酒精棉球、血管钳、点火器、宽口瓶（内盛水）、无菌方纱、无菌棉签、时钟、大浴巾，必要时备屏风，走罐时备润滑剂如凡士林。 ← 用物准备

患者准备

1. 再次核对患者、拔罐部位、拔罐方法，检查罐具是否完好，清洁患者皮肤。

2. 闪罐：用闪火法将罐吸拔于治疗部位，随即取下，再吸拔、再取下，反复吸拔至局部皮肤潮红，或罐体底部发热为度。

3. 留罐：用闪火法将罐吸拔于治疗部位，检查罐的吸附情况，留罐 5～20 分钟。

4. 走罐：先于走罐部位及罐口涂上润滑剂，待罐吸附后，一手握住罐体，略用力将罐沿着肌肉、骨骼、经络循行路线反复推拉，至走罐部位皮肤紫红为度，推罐时应用力均匀，以防止火罐漏气脱落。

拔罐

随时观察罐口吸附情况、患者局部皮肤情况，询问患者的感受，及时调整吸附情况。 ← 观察询问

告知

清洁患者局部皮肤，协助患者整理衣物，取舒适卧位，整理床单元，清理用物。 ← 整理 → 治疗过程中局部皮肤可能出现水疱或烫伤、紫红色瘀斑，数天后自行消失。拔罐后多休息，避风寒，勿立即沐浴。保持情绪稳定，多饮水，饮食清淡。

记录

图 2-1-12 拔罐法操作流程图

2.刺络拔罐法操作流程（图 2-1-13）。

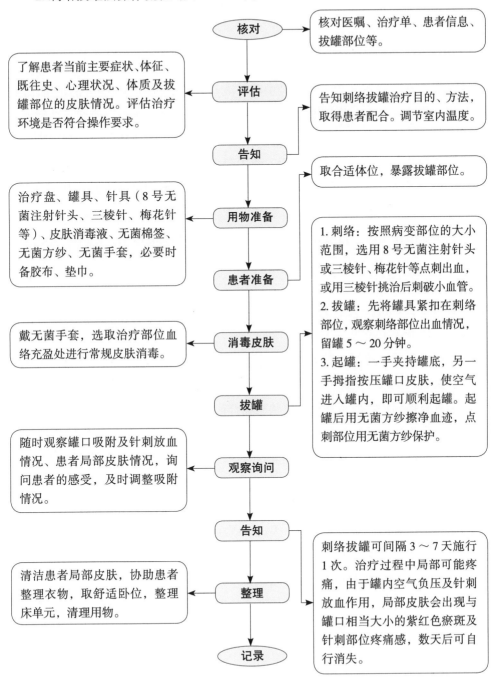

核对 —— 核对医嘱、治疗单、患者信息、拔罐部位等。

了解患者当前主要症状、体征、既往史、心理状况、体质及拔罐部位的皮肤情况。评估治疗环境是否符合操作要求。 —— 评估

告知 —— 告知刺络拔罐治疗目的、方法，取得患者配合。调节室内温度。

取合适体位，暴露拔罐部位。

治疗盘、罐具、针具（8号无菌注射针头、三棱针、梅花针等）、皮肤消毒液、无菌棉签、无菌方纱、无菌手套，必要时备胶布、垫巾。 —— 用物准备

患者准备

1.刺络：按照病变部位的大小范围，选用8号无菌注射针头或三棱针、梅花针等点刺出血，或用三棱针挑治后刺破小血管。
2.拔罐：先将罐具紧扣在刺络部位，观察刺络部位出血情况，留罐5～20分钟。
3.起罐：一手夹持罐底，另一手拇指按压罐口皮肤，使空气进入罐内，即可顺利起罐。起罐后用无菌方纱擦净血迹，点刺部位用无菌方纱保护。

戴无菌手套，选取治疗部位血络充盈处进行常规皮肤消毒。 —— 消毒皮肤

拔罐

随时观察罐口吸附及针刺放血情况、患者局部皮肤情况，询问患者的感受，及时调整吸附情况。 —— 观察询问

告知

刺络拔罐可间隔3～7天施行1次。治疗过程中局部可能疼痛，由于罐内空气负压及针刺放血作用，局部皮肤会出现与罐口相当大小的紫红色瘀斑及针刺部位疼痛感，数天后可自行消失。

清洁患者局部皮肤，协助患者整理衣物，取舒适卧位，整理床单元，清理用物。 —— 整理

记录

图 2-1-13 刺络拔罐法操作流程图

第二节 药物罐法

药物罐法是以竹罐为工具，经中药药液熬煮后，利用罐内空气的负压作用，将竹罐吸拔于皮肤上，将拔罐疗法与中药疗法相结合的一种特色疗法。药物罐法既有普通拔罐的机械刺激和（或）温热刺激，又发挥了中药的作用。利用罐体温热、负压吸拔与中药三者协同作用，使中药直接被皮肤吸收，刺激经络与穴位，通过循经及辨证，进行多经络、多穴位、多部位的大面积经络拔罐，以达到疏通全身经络及调节脏腑功能的目的，较传统拔罐具有更强的温经通络、温中散寒、健脾祛湿、活血化瘀、行气止痛、清热泻火及排毒养颜的作用。

一、适应证

1. 痹证：风湿性关节炎、类风湿性关节炎、痛风、肩周炎、颈肩疼痛、腰腿疼痛、膝骨关节炎等。

2. 内科疾病：感冒、咳嗽、哮喘、胃痛、痞满、呕吐、呃逆、腹痛、便秘、腹泻、头痛、中风、不寐、眩晕等。

3. 外科疾病：泌尿系结石、梨状肌综合征、各种急慢性软组织损伤等。

4. 妇科疾病：乳癖、痛经、带下病等。

5. 其他：更年期综合征、减肥等。

二、评估内容

1. 了解患者的身体状况、临床表现、既往史、药物过敏史、心理状况。

2. 了解女性患者是否处于月经期或妊娠期。

3. 了解患者体质及局部皮肤状况。

4. 评估患者对疼痛及热的耐受程度，是否饥饿。

5. 评估治疗环境是否符合患者隐私保护和保暖要求。

三、用物准备

治疗车、竹罐（根据治疗部位备竹罐）、中药包、棉布袋、加热容器、大号镊子、计时器、大浴巾 2 条、药酒或姜汁、凡士林或刮痧油、小方纱、95% 酒精棉球、酒精灯、点火器、止血钳，必要时备手套 1 ~ 2 双。

四、操作流程

（一）操作前准备

1. 仪表大方，举止端庄，态度和蔼，洗手，戴口罩。

2. 煮罐。将中药包放入加热容器中，加水浸泡 30 分钟后煮沸 10 ~ 15 分钟，检查竹罐是否完好，并将竹罐完全浸没于药液中煮沸 10 ~ 20 分钟，备用（图 2-2-1）。

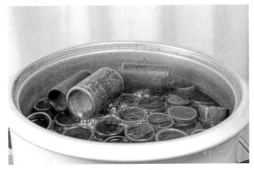

图 2-2-1 煮罐

3. 治疗车上层铺大浴巾，将竹罐捞出后倒扣放置在浴巾上以吸附药水，并降温至 50 ~ 55℃。

4. 携用物至患者床旁，核对床号、姓名、年龄。向患者解释操作目的、方法，告知相关注意事项，取得患者配合，必要时为患者遮挡和保暖。根据疾病的不同和辨证选取不同部位进行拔罐。

5. 协助患者取俯卧位或平卧位，裸露拔罐部位。

（二）操作中

1. 在拔罐部位涂抹药酒或姜汁。

2.施罐。点火,利用闪火法使竹罐形成负压,或将竹罐捞出后甩干,待温度稍降,利用热力排除罐内空气形成负压。

(1)走罐。在拔罐区域皮肤上涂抹凡士林或刮痧油,将竹罐吸拔在相应穴位或部位,用手握住罐体在治疗区域局部左右上下往返推动,直至局部皮肤充血红润时,直接起罐或选择痛点留罐(图2-2-2)。

(2)刺络拔罐。用皮肤针叩打或三棱针点刺治疗局部皮肤出血后,迅速将竹罐吸拔在刺血部位并留罐约15分钟。

(3)循经拔罐。依循经络走向成行排列拔多个竹罐。

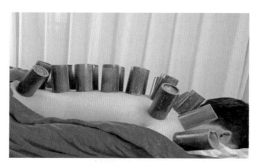

图2-2-2　留罐

3.取罐。一手握住罐底,另一手拇指按压罐口皮肤,使空气进入罐内即可取下竹罐,用大浴巾或小方纱轻拭、清洁拔罐部位皮肤。

4.观察。

(1)拔罐过程中随时观察罐口吸附情况及患者局部皮肤情况。

(2)随时询问患者的感受,有无灼痛感,及时调整竹罐吸附情况及留罐时间。

(三)操作后

1.整理。协助患者整理衣物,取舒适体位,整理床单元,询问患者对操作的感受。

2.交代注意事项。

(1)告知患者拔罐过程中局部皮肤有被吸紧、稍疼痛感,是由于罐内空气负压收引作用;局部皮肤会出现与罐口相当大小的紫红色瘀斑,数天后会自行消失。

（2）拔罐后 4 小时内避免洗澡，夏天避免直接吹冷风，冬天注意保暖。

3. 洗手，记录。

4. 按消毒技术规范要求分类整理使用过的物品。

五、注意事项

1. 大病初愈、重病、气血亏虚及脏腑功能衰竭者，禁拔罐。

2. 接触性传染病如水痘、出血性结膜炎等患者，禁拔罐。

3. 出血性疾病如上消化道出血、血小板减少、凝血机制障碍、白血病、血友病等患者，禁拔罐。

4. 皮肤表面有溃疡或因外伤导致皮肤伤口的患者，以及水肿、大血管处，均不宜拔罐。

5. 孕妇腰骶部、腹部，经期女性腹部及妇女乳头，均不宜拔罐。

6. 处于空腹或过饱状态时，不宜马上拔罐；高热、抽搐或因精神疾病不能配合拔罐的患者，不宜拔罐。

7. 刺络拔罐者，皮肤针或三棱针刺伤的部位用 2% 碘酊消毒（碘过敏者用 75% 酒精），每天消毒 2～3 次，当天不能沾水，以防感染。

8. 使用过的竹罐，均应消毒后备用。

六、常见并发症及处理

（一）过敏

1. 立即停止擦药酒或姜汁，可用生理盐水或清水清洁拔罐部位，去除药酒或姜汁的残留，防止过敏症状加重。

2. 保持患者局部皮肤清洁干燥后，可涂抹氧化锌软膏或炉甘石洗剂等，帮助患者改善局部肿胀、疼痛、发痒等不适症状。

3. 如过敏症状比较严重，伴有明显的呼吸系统或消化系统症状时，遵医嘱给予口服抗过敏药物如氯雷他定或西替利嗪等治疗，尽快改善药酒过敏导致的不适症状。

（二）水疱

局部出现小水疱可不必处理，待自行吸收；如水疱较大可消毒局部皮肤后，用无菌注射器抽吸疱液，局部涂抹湿润烧伤膏，用无菌敷料覆盖并保持局部皮肤干燥，预防感染。

七、评分标准

药物罐法操作考核评分标准如表 2-2-1 所示。

表 2-2-1 药物罐法操作考核评分标准

（满分 100 分）

项目		评分要点	分值	得分	扣分及原因
操作前准备 20 分	仪表	仪表大方，举止端庄，态度和蔼，洗手，戴口罩。	3		
	核对	核对医嘱、治疗单，核对信息完整、准确无误。	5		
	评估	1. 了解患者的身体状况、临床表现、既往史、药物过敏史、心理状况。 2. 了解女性患者是否处于月经期或妊娠期。 3. 了解患者体质及局部皮肤状况。 4. 评估患者对疼痛及热的耐受程度，是否饥饿。 5. 评估治疗环境是否符合患者隐私保护和保暖要求。	8		
	用物准备	1. 治疗车、竹罐（根据治疗部位备竹罐）、中药包、棉布袋、加热容器、大号镊子、计时器、大浴巾 2 条、药酒或姜汁、凡士林或刮痧油、小方纱、95% 酒精棉球、酒精灯、点火器、止血钳，必要时备手套 1～2 双。 2. 煮罐。将中药包放入加热容器中，加水浸泡 30 分钟后煮沸 10～15 分钟，检查竹罐是否完好，并将竹罐完全浸没于药液中煮沸 10～20 分钟，备用。	4		

续表

项目		评分要点	分值	得分	扣分及原因
操作过程60分	核对告知	携用物至患者床旁，核对床号、姓名、年龄。向患者解释操作目的、方法，告知相关注意事项，取得患者配合，必要时为患者遮挡和保暖。	5		
	体位	根据疾病的不同及辨证选取不同部位进行拔罐。	5		
	操作	1.治疗车上层铺大浴巾，将竹罐捞出后倒扣放置在浴巾上以吸附药水，并降温至50～55℃。 2.协助患者取俯卧位或平卧位，裸露拔罐部位。 3.在拔罐部位涂抹药酒或姜汁。 4.施罐。点火，利用闪火法使竹罐形成负压，或将竹罐捞出后甩干，待温度稍降，利用热力排除罐内空气形成负压。 （1）走罐。在拔罐区域皮肤上涂抹凡士林或刮痧油，将竹罐吸拔在相应穴位或部位，用手握住罐体在治疗区域局部左右上下往返推动，直至局部皮肤充血红润时，直接起罐或选择痛点留罐。 （2）刺络拔罐。用皮肤针叩打或三棱针点刺治疗局部皮肤出血后，迅速将竹罐吸拔在刺血部位并留罐约15分钟。 （3）循经拔罐。依循经络走向成行排列拔多个竹罐。 5.取罐。一手握住罐底，另一手拇指按压罐口皮肤，使空气进入罐内即可取下竹罐，用大浴巾或小方纱轻拭、清洁拔罐部位皮肤。	30		
	观察	1.拔罐过程中随时观察罐口吸附情况及患者局部皮肤情况。 2.随时询问患者的感受，有无灼痛感，及时调整竹罐吸附情况及留罐时间。	10		

续表

项目		评分要点	分值	得分	扣分及原因
操作过程60分	整理	1. 协助患者整理衣物，取舒适体位，整理床单元。 2. 按消毒技术规范要求分类整理使用过的物品。	5		
	交代注意事项	1. 告知患者拔罐过程中局部皮肤有被吸紧、稍疼痛感，是由于罐内空气负压收引作用；局部皮肤会出现与罐口相当大小的紫红色瘀斑，数天后会自行消失。 2. 拔罐后4小时内避免洗澡，夏天避免直接吹冷风，冬天注意保暖。	5		
终末质量20分	操作后评价	1. 语言通俗易懂，态度和蔼，沟通有效。 2. 全过程动作熟练、规范，符合操作原则。 3. 患者配合操作、无不良反应。	8		
	记录	记录及时、完整、准确。	2		
	回答问题	1. 目的：温经通络、温中散寒、健脾祛湿、活血化瘀、行气止痛、清热泻火、排毒养颜、疏通全身经络及调节脏腑功能。 2. 注意事项。 （1）大病初愈、重病、气血亏虚及脏腑功能衰竭者，禁拔罐。 （2）接触性传染病如水痘、出血性结膜炎等患者，禁拔罐。 （3）出血性疾病如上消化道出血、血小板减少、凝血机制障碍、白血病、血友病等患者，禁拔罐。 （4）皮肤表面有溃疡或因外伤导致皮肤伤口的患者，以及水肿、大血管处，均不宜拔罐。 （5）孕妇腰骶部、腹部，经期女性腹部及妇女乳头，均不宜拔罐。 （6）处于空腹或过饱状态时，不宜马上拔罐；高热、抽搐或因精神疾病不能配合拔罐的患者，不宜拔罐。 （7）刺络拔罐者，皮肤针或三棱针刺伤的部位用2%碘酊消毒（碘过敏者用75%酒精），每天消毒2～3次，当天不能沾水，以防感染。 （8）使用过的竹罐，均应消毒后备用。	10		

八、操作流程图

药物罐法操作流程如图 2-2-3 所示。

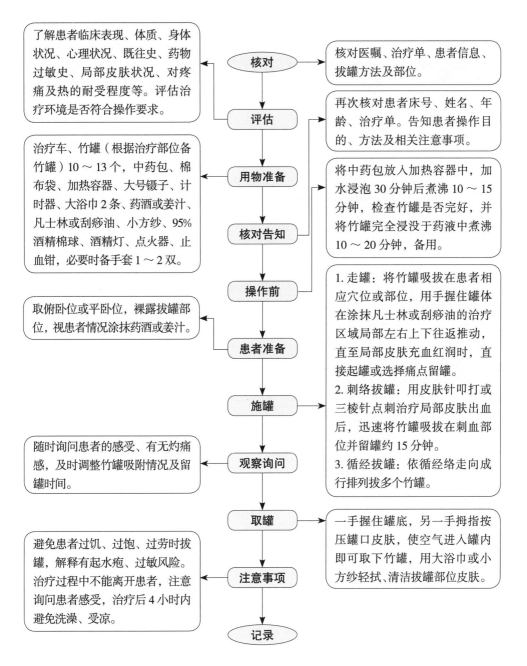

了解患者临床表现、体质、身体状况、心理状况、既往史、药物过敏史、局部皮肤状况、对疼痛及热的耐受程度等。评估治疗环境是否符合操作要求。

核对 —— 核对医嘱、治疗单、患者信息、拔罐方法及部位。

评估 —— 再次核对患者床号、姓名、年龄、治疗单。告知患者操作目的、方法及相关注意事项。

治疗车、竹罐（根据治疗部位备竹罐）10～13 个、中药包、棉布袋、加热容器、大号镊子、计时器、大浴巾 2 条、药酒或姜汁、凡士林或刮痧油、小方纱、95% 酒精棉球、酒精灯、点火器、止血钳，必要时备手套 1～2 双。

用物准备

核对告知 —— 将中药包放入加热容器中，加水浸泡 30 分钟后煮沸 10～15 分钟，检查竹罐是否完好，并将竹罐完全浸没于药液中煮沸 10～20 分钟，备用。

操作前 —— 1. 走罐：将竹罐吸拔在患者相应穴位或部位，用手握住罐体在涂抹凡士林或刮痧油的治疗区域局部左右上下往返推动，直至局部皮肤充血红润时，直接起罐或选择痛点留罐。

取俯卧位或平卧位，裸露拔罐部位，视患者情况涂抹药酒或姜汁。

患者准备

2. 刺络拔罐：用皮肤针叩打或三棱针点刺治疗局部皮肤出血后，迅速将竹罐吸拔在刺血部位并留罐约 15 分钟。

施罐

3. 循经拔罐：依循经络走向成行排列拔多个竹罐。

随时询问患者的感受、有无灼痛感，及时调整竹罐吸附情况及留罐时间。

观察询问

取罐 —— 一手握住罐底，另一手拇指按压罐口皮肤，使空气进入罐内即可取下竹罐，用大浴巾或小方纱轻拭、清洁拔罐部位皮肤。

避免患者过饥、过饱、过劳时拔罐，解释有起水疱、过敏风险。治疗过程中不能离开患者，注意询问患者感受，治疗后 4 小时内避免洗澡、受凉。

注意事项

记录

图 2-2-3　药物罐法操作流程图

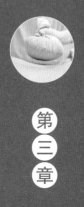

第三章

……………

中药外治法

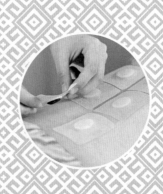

第一节　敷贴法

　　敷贴法是将新鲜的中草药切碎、捣烂，或将中药研成细末，加入适量的赋形剂调成糊状后敷贴于患处或相应穴位，通过刺激皮肤、腧穴和经络的传导发挥药物作用，达到通经活络、清热解毒、活血化瘀、消肿止痛、行气消痞、扶正强身等目的的一种操作方法。

　　赋形剂的种类有水、酒、醋、蜂蜜、饴糖、植物油、姜汁、蒜汁、葱汁、凡士林等。

一、适应证

　　1.内科疾病：感冒、咳嗽、哮喘、不寐、呕吐、便秘、头晕、眩晕等。

　　2.外科疾病：疮疡疔肿、关节肿痛、跌打损伤等。

　　3.妇科疾病：月经不调、痛经、子宫脱垂等。

　　4.五官科疾病：牙痛、口疮等。

　　5.儿科疾病：厌食、遗尿等。

二、评估内容

　　1.了解患者当前主要症状、体征、既往史、药物过敏史、心理状况。

　　2.评估患者体质及敷贴部位的皮肤情况。

　　3.评估治疗环境是否符合患者隐私保护和保暖要求。

　　4.了解患者对操作的认识，向患者解释操作目的、方法，取得患者配合。

三、用物准备

　　1.治疗盘、生理盐水棉球、镊子、敷贴或玻璃纸、胶布、垫巾，必要时备微波炉、绷带、屏风。

　　2.遵医嘱准备药物。

　　（1）如为新鲜的中草药，将药物切碎或捣烂；如为中药饮片，则要研成细末。

（2）根据疾病的阶段选择赋形剂，将药物调成糊状或膏状。

（3）需加热的药物，蒸煮加热。

四、操作流程

（一）操作前准备

1.仪表大方，举止端庄，态度和蔼，洗手，戴口罩。

2.携用物至患者床旁，核对床号、姓名、年龄、治疗部位等信息。

3.向患者解释操作目的、方法，告知相关注意事项，协助患者取合适体位，充分暴露敷药部位，酌情置垫巾，注意患者保暖，保护患者隐私。

（二）操作中

1.遵医嘱确定患者敷贴药物部位。

2.用生理盐水棉球擦洗患者敷贴部位皮肤，范围应大于敷药面积。

3.根据敷药面积，取大小合适的敷贴或玻璃纸，将调制好的药物均匀平摊于敷贴或玻璃纸上，厚薄适中。如用玻璃纸则将四周反折，以防药物外溢。

4.将摊药超过病灶范围敷于患处。

5.用胶布贴于药贴的四周或用绷带固定包扎，防止药物溢出污染衣物，可酌情加盖敷料（图3-1-1）。

6.观察患者局部皮肤情况，若出现红疹、瘙痒、水疱等过敏现象，及时停止使用，并报告医生，配合处理。

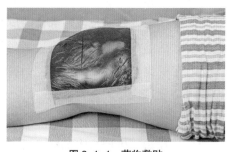

图3-1-1　药物敷贴

（三）操作后

1.协助患者整理衣物，予舒适体位，整理床单元。

2.告知患者敷药期间勿剧烈活动，以免敷贴药物松脱。

3.洗手，记录，在治疗单上签名及时间。

4.按消毒技术规范要求分类处理使用过的物品。

五、注意事项

1.皮肤过敏者慎用；眼部、唇部、皮肤破溃处慎用；孕妇的腹部、脐部、腰骶部，以及一些特殊穴位如三阴交、合谷穴等处慎用。

2.需蒸煮的药物（温度以 38 ～ 43 ℃为宜），敷贴前先在手背上试温，询问患者的感受，防止烫伤。

3.敷药摊制的厚薄要均匀，一般以 0.2 ～ 0.3 cm 为宜，固定松紧适宜，药物要保持一定的湿度。

4.敷贴时间为 4 ～ 6 小时，敷贴结束可用温热水洗澡。

六、常见并发症及处理

出现皮肤发红、起红疹、起水疱、瘙痒、溃烂等即为过敏。应立即停药，用生理盐水清洁患者皮肤，去除残留药物，报告医生配合处理。

七、评分标准

敷贴法操作考核评分标准如表 3-1-1 所示。

表 3-1-1　敷贴法操作考核评分标准

（满分 100 分）

项目		评分要点	分值	得分	扣分及原因
操作前准备 20 分	仪表	仪表大方，举止端庄，态度和蔼，洗手，戴口罩。	3		
	核对	核对医嘱、治疗单，核对信息完整、准确无误。	5		
	评估	1.了解患者当前主要症状、体征、既往史、药物过敏史、心理状况。 2.评估患者体质及敷贴部位的皮肤情况。 3.评估治疗环境是否符合患者隐私保护和保暖要求。 4.了解患者对操作的认识，向患者解释操作目的、方法，取得患者配合。	8		
	用物准备	1.治疗盘、生理盐水棉球、镊子、压舌板、敷贴或玻璃纸、胶布、垫巾，必要时备微波炉、绷带、屏风。	4		

续表

项目		评分要点	分值	得分	扣分及原因
操作前准备 20分	用物准备	2.遵医嘱准备药物。 （1）如为新鲜的中草药，将药物切碎或捣烂；如为中药饮片，则要研成细末。 （2）根据疾病的阶段选择赋形剂，将药物调成糊状或膏状。 （3）需加热的药物，蒸煮加热。	4		
操作过程 60分	核对告知	携用物至患者床旁，核对床号、姓名、年龄、治疗部位等信息。向患者解释操作目的、方法，告知相关注意事项，协助患者取合适体位，充分暴露敷药部位，酌情置垫巾，注意患者保暖，保护患者隐私。	5		
	定位	遵医嘱确定患者敷贴药物部位。	5		
	操作	1.用生理盐水棉球擦洗患者敷贴部位皮肤，范围应大于敷药面积。 2.根据敷药面积，取大小合适的敷贴或玻璃纸，将调制好的药物均匀平摊于敷贴或玻璃纸上，厚薄适中。如用玻璃纸则将四周反折，以防药物外溢。 3.将摊药超过病灶范围敷于患处。 4.用胶布贴于药贴的四周或用绷带固定包扎，防止药物溢出污染衣物，可酌情加盖敷料。	30		
	观察	观察患者局部皮肤情况，若出现红疹、瘙痒、水疱等过敏现象，及时停止使用，并报告医生，配合处理。	10		

续表

	项目	评分要点	分值	得分	扣分及原因
操作过程60分	整理	1.协助患者整理衣物，予舒适体位，整理床单元。 2.按消毒技术规范要求分类处理使用过的物品。	5		
	交代注意事项	1.敷药期间勿剧烈活动，以免敷贴药物松脱。 2.局部可能出现红疹、瘙痒、水疱等过敏症状。 3.药物有污染衣物的可能。	5		
终末质量20分	操作后评价	1.语言通俗易懂，态度和蔼，沟通有效。 2.全过程动作熟练、规范，符合操作原则。 3.患者配合操作、无不良反应。	8		
	记录	记录及时、完整、准确。	2		
	回答问题	1.目的：通经活络、清热解毒、活血化瘀、消肿止痛、行气消痞、扶正强身。 2.注意事项。 （1）皮肤过敏者慎用；眼部、唇部、皮肤破溃处慎用；孕妇的腹部、脐部、腰骶部，以及一些特殊穴位如三阴交、合谷穴等处慎用。 （2）需蒸煮的药物（温度以38～43℃为宜），敷贴前先在手背上试温，询问患者的感受，防止烫伤。 （3）敷药摊制的厚薄要均匀，一般以0.2～0.3 cm为宜，固定松紧适宜，药物要保持一定的湿度。 （4）敷贴时间为4～6小时，敷贴结束可用温热水洗澡。	10		

八、操作流程图

敷贴法操作流程如图 3-1-2 所示。

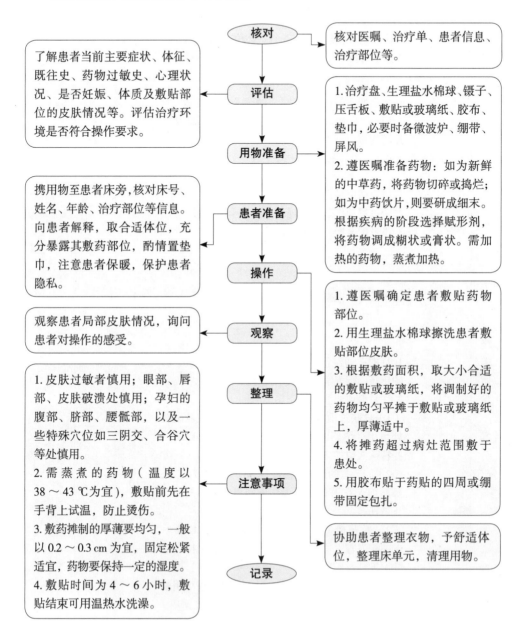

了解患者当前主要症状、体征、既往史、药物过敏史、心理状况、是否妊娠、体质及敷贴部位的皮肤情况等。评估治疗环境是否符合操作要求。

核对 → 核对医嘱、治疗单、患者信息、治疗部位等。

评估

用物准备 →
1.治疗盘、生理盐水棉球、镊子、压舌板、敷贴或玻璃纸、胶布、垫巾，必要时备微波炉、绷带、屏风。
2.遵医嘱准备药物：如为新鲜的中草药，将药物切碎或捣烂；如为中药饮片，则要研成细末。根据疾病的阶段选择赋形剂，将药物调成糊状或膏状。需加热的药物，蒸煮加热。

携用物至患者床旁，核对床号、姓名、年龄、治疗部位等信息。向患者解释，取合适体位，充分暴露其敷药部位，酌情置垫巾，注意患者保暖，保护患者隐私。

患者准备

操作 →
1.遵医嘱确定患者敷贴药物部位。
2.用生理盐水棉球擦洗患者敷贴部位皮肤。
3.根据敷药面积，取大小合适的敷贴或玻璃纸，将调制好的药物均匀平摊于敷贴或玻璃纸上，厚薄适中。
4.将摊药超过病灶范围敷于患处。
5.用胶布贴于药贴的四周或绷带固定包扎。

观察患者局部皮肤情况，询问患者对操作的感受。

观察

整理

1.皮肤过敏者慎用；眼部、唇部、皮肤破溃处慎用；孕妇的腹部、脐部、腰骶部，以及一些特殊穴位如三阴交、合谷穴等处慎用。
2.需蒸煮的药物（温度以38～43℃为宜），敷贴前先在手背上试温，防止烫伤。
3.敷药摊制的厚薄要均匀，一般以0.2～0.3 cm为宜，固定松紧适宜，药物要保持一定的湿度。
4.敷贴时间为4～6小时，敷贴结束可用温热水洗澡。

注意事项

协助患者整理衣物，予舒适体位，整理床单元，清理用物。

记录

图 3-1-2　敷贴法操作流程图

第二节　穴位敷贴法

穴位敷贴法是将中药研磨成细粉，用醋、鲜姜汁、蒜汁、蜂蜜、白酒或水等调成糊状，敷贴于穴位上，通过药力作用于肌表，传于经络、脏腑，从而达到治疗目的的一种操作方法。

一、适应证

1. 肺系疾病：支气管哮喘、慢性支气管炎、慢性阻塞性肺疾病、肺部感染。

2. 心脑血管疾病：原发性高血压、冠心病心绞痛、急性心肌梗死、慢性心力衰竭、心律失常。

3. 消化系疾病：慢性胃炎、肠易激综合征。

4. 其他：便秘、失眠。

二、评估内容

1. 了解患者病情、当前主要症状、体征、既往史及药物过敏史。

2. 了解患者贴药部位皮肤情况。

3. 评估患者对疼痛及热的耐受程度。

4. 了解患者心理状态，对疾病和此项操作的认知程度。

5. 评估治疗环境是否符合患者隐私保护和保暖要求。

6. 了解女性患者是否处于妊娠期。

三、用物准备

1. 治疗盘、调制好的药物、透气胶贴、纱布、压舌板，必要时备胶布、屏风。

2. 药物调配。将中药细末用介质物（醋、鲜姜汁、蒜汁、蜂蜜、白酒、水等）调成糊状，制成直径 1～2 cm 大小的球形丸子，并保持一定的湿度。

四、操作流程

（一）操作前准备

1. 仪表大方，举止端庄，态度和蔼，洗手，戴口罩。

2. 携用物至患者床旁，核对床号、姓名、年龄、治疗部位等信息。

3. 向患者解释操作目的、方法及相关注意事项，取得患者配合。

4. 遵医嘱或根据疾病的不同及辨证选取不同穴位，协助患者取合适的体位，暴露敷贴穴位。注意患者保暖，保护患者隐私，关闭门窗，必要时用屏风遮挡。

5. 将调配好的药丸置于透气胶贴圈中。

（二）操作中

1. 取穴。根据医嘱准确选取穴位，并用指痕做好标记。

2. 用纱布擦净患者敷贴穴位皮肤。

3. 将透气胶贴药丸贴在相应穴位上，抚平透气胶贴，防止药丸脱落，必要时用胶布贴于敷料的四周，防止药物溢出污染衣物（图 3-2-1）。

4. 观察患者局部皮肤情况，询问患者贴药后的感受。

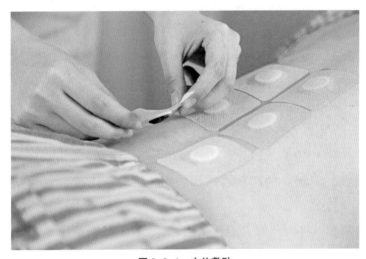

图 3-2-1　穴位敷贴

（三）操作后

1. 协助患者整理衣物，予舒适体位，整理床单元。

2. 交代注意事项。

（1）局部疼痛、瘙痒难忍时要及时告知。

（2）局部贴药后可能会出现药物污染衣物等情况。

（3）成人的敷贴时间一般为 4～6 小时。

（4）结束后可用温热水清洗局部皮肤。

3. 洗手，记录，签名及签时间。

4. 按消毒技术规范要求分类整理使用过的物品。

五、注意事项

1. 敷贴穴位有皮肤病，如皮肤长疱、疖以及皮肤有破损、有皮疹者，不宜敷贴。

2. 孕妇的脐部、腹部、腰骶部及某些敏感穴位如三阴交、合谷穴等处慎用。

3. 敷贴后局部皮肤出现微痒症状，均是药物刺激敷贴部位而引起的正常反应，注意观察；如患者有辣痛、烧灼感等，及时报告医生处理。

六、常见并发症及处理

1. 过敏。皮肤出现红斑、瘙痒、辣痛等现象，应立即停药，清洁皮肤，去除残留药渍，报告医生并配合处理。

2. 水疱。如局部出现小水疱，可不必处理，待自行吸收；如水疱较大，可消毒局部皮肤后，用无菌注射器抽吸出疱液，保持局部皮肤干燥，预防感染。

七、评分标准

穴位敷贴法操作考核评分标准如表 3-2-1 所示。

表 3-2-1 穴位敷贴法操作考核评分标准

（满分 100 分）

项目		评分要点	分值	得分	扣分及原因
操作前准备 20 分	仪表	仪表大方，举止端庄，态度和蔼，洗手，戴口罩。	3		
	核对	核对医嘱、治疗单，核对信息完整、准确无误。	5		
	评估	1. 了解患者病情、当前主要症状、体征、既往史及药物过敏史。 2. 了解患者贴药部位皮肤情况。 3. 评估患者对疼痛及热的耐受程度。 4. 了解患者心理状态，对疾病和此项操作的认知程度。 5. 评估治疗环境是否符合患者隐私保护和保暖要求。 6. 了解女性患者是否处于妊娠期。	8		
	用物准备	1. 治疗盘、调制好的药物、透气胶贴、纱布、压舌板，必要时备胶布、屏风。 2. 药物调配。将中药细末用介质物（醋、鲜姜汁、蒜汁、蜂蜜、白酒、水等）调成糊状，制成直径 1～2 cm 大小的球形丸子，并保持一定的湿度。	4		
操作过程 60 分	核对告知	携用物至患者床旁，核对床号、姓名、年龄、敷贴穴位等信息。向患者解释操作目的、方法及相关注意事项，取得患者配合。	5		
	体位	遵医嘱或根据疾病的不同及辨证选取不同穴位，协助患者取合适的体位，暴露敷贴部位。	5		
	操作	1. 给患者保暖，保护患者隐私，关闭门窗，必要时用屏风遮挡。 2. 将调配好的药丸置于透气胶贴圈中。 3. 取穴。根据医嘱准确选取穴位，并用指痕做好标记。 4. 用纱布擦净患者敷贴穴位皮肤。 5. 将透气胶贴药丸贴在相应穴位上，抚平透气胶贴，防止药丸脱落，必要时用胶布贴于敷料的四周，防止药物溢出污染衣物。	30		

续表

	项目	评分要点	分值	得分	扣分及原因
操作过程 60分	观察	1.敷贴过程中观察患者局部皮肤情况及药物有无渗出。 2.随时询问患者对操作的感受,有无瘙痒或灼痛。	10		
	整理	1.协助患者整理衣物,予舒适体位,整理床单元。 2.按消毒技术规范要求分类整理使用过的物品。	5		
	交代 注意事项	1.局部疼痛、瘙痒难忍时要及时告知。 2.局部贴药后可能会出现药物污染衣物等情况。 3.成人的贴敷时间一般为4～6小时。 4.结束后可用温热水清洗局部皮肤。	5		
终末质量 20分	操作后评价	1.语言通俗易懂,态度和蔼,沟通有效。 2.全过程动作熟练、规范,符合操作原则。 3.患者配合、无不良反应。	8		
	记录	记录及时、完整、准确。	2		
	回答问题	1.目的:通经活络、清热解毒、活血化瘀、消肿止痛、行气消痞、扶正强身。 2.注意事项。 (1)敷贴穴位有皮肤病,如皮肤长疱、疖以及皮肤有破损、有皮疹者,不宜敷贴。 (2)孕妇的脐部、腹部、腰骶部及某些敏感穴位如三阴交、合谷穴等处慎用。 (3)敷贴后局部皮肤出现微痒症状,均是药物刺激敷贴部位而引起的正常反应,注意观察;如有辣痛、烧灼感等,及时报告医生处理。	10		

八、操作流程图

穴位敷贴法操作流程如图 3-2-2 所示。

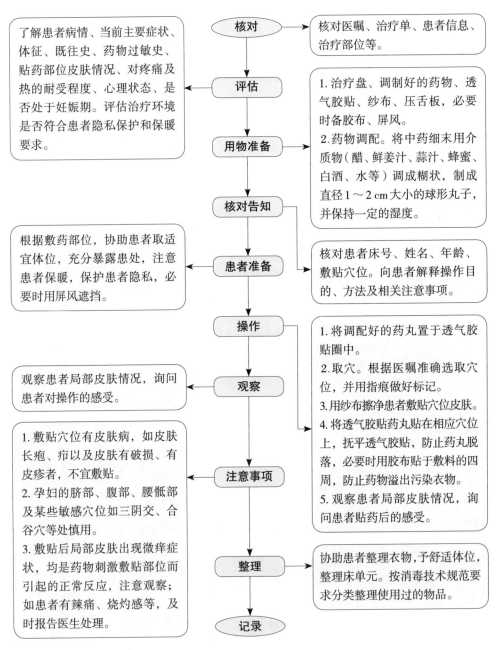

图 3-2-2 穴位敷贴法操作流程图

第三节　耳穴贴压法

耳穴贴压法是根据中医全息理论，结合现代医学解剖知识，以辨证施治的观点，采用药丸、药籽、豆类、磁珠或其他物品置于胶布上，贴于耳部相应的穴位或阳性反应点上，通过按压刺激以疏通经络、调节脏腑气血功能、促进机体阴阳平衡，达到防治疾病、改善症状的一种操作方法，属于耳针技术范畴。

一、适应证

1.疼痛性疾病：牙痛、肩颈痛、痛经等。

2.炎症性疾病：牙周炎、咽喉炎、肠胃炎等。

3.过敏性疾病：过敏性鼻炎、哮喘、荨麻疹等。

4.神经性疾病：神经衰弱、失眠、抑郁、焦虑等。

5.功能性疾病：耳鸣耳聋、心律不齐、高血压、多汗症、胃肠功能紊乱等。

6.各种慢性疾病：腰腿痛、颈椎病、肩周炎等。

二、评估内容

1.了解患者当前主要症状、体征、既往史、药物及胶布过敏史、心理状况。

2.了解女性患者是否处于妊娠期。

3.了解患者耳廓部位的皮肤情况。

4.评估患者对疼痛的耐受程度。

三、用物准备

王不留行籽等丸状物（图3-3-1）、75%酒精、棉签、探棒、止血钳或镊子、胶布，必要时可备耳部模型。

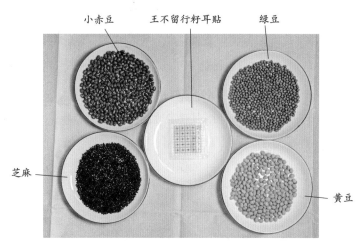

图 3-3-1　耳穴贴压法丸状物准备

四、操作流程

（一）操作前准备

1. 仪表大方，举止端庄，态度和蔼，洗手，戴口罩。

2. 携用物至患者床旁，核对床号、姓名、年龄、诊断、临床症状及治疗部位，询问二便需求，向患者及其家属解释操作目的、方法及配合事项。

3. 协助患者取舒适体位，充分暴露其耳部皮肤。

（二）操作中

1. 定穴。辨证取穴，一手持耳轮后上方，观察有无阳性反应点，另一手持探棒由上而下在选区内寻找敏感点或阳性反应点，同时询问患者有无热、麻、胀、痛等"得气"的感觉。

2. 消毒。用 75% 酒精自上而下、由内到外、从前到后消毒耳部皮肤，待干。

3. 贴豆。一手固定耳廓，一手持止血钳或镊子将贴有胶布的丸状物（药籽、磁珠等）准确地贴压于相应耳穴或阳性反应点上（图 3-3-2）。

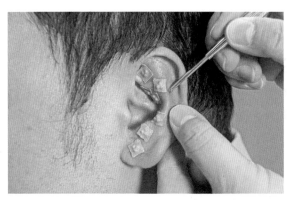

图 3-3-2 耳穴贴豆

4. 按压。

（1）对压。用食指和拇指的指腹置于患者耳廓的正面和背面，相对按压，直至患者出现热、麻、胀、痛等感觉。每天按压 3 ～ 5 次，每次每穴按压 20 ～ 30 秒。对内脏痉挛性疼痛、躯体疼痛有较好的镇痛作用。

（2）直压。用指尖垂直按压耳穴，直至患者出现热、麻、胀、痛等感觉。每天按压 3 ～ 5 次，每次每穴按压 20 ～ 30 秒。

（3）点压。用指尖一压一松地按压耳穴，每次间隔 0.5 秒。本法以患者感到胀而略沉重刺痛为宜，用力不宜过重。每天按压 3 ～ 5 次，每次每穴按压 20 ～ 30 秒。

5. 观察。观察患者局部皮肤，询问有无不适。

（三）操作后

1. 协助患者取舒适体位，询问患者感受，整理床单元。

2. 交代患者注意事项。按压局部微疼痛为正常现象，避免潮湿以防耳穴贴脱落。

3. 再次核对患者信息，致谢。

4. 洗手，记录。

五、注意事项

1. 治疗环境适宜，光线充足。

2. 望诊前勿清洗消毒或按摩患者耳部，避免掩盖耳部阳性反应点或出现假阳性。

3. 观察患者耳部皮肤情况，留置期间应防止胶布脱落或污染；对普通胶布过敏者改用脱敏胶布。

4. 耳穴贴压每次选择一侧耳穴，双侧耳穴轮流使用。夏季易出汗，留置时间1～3天，冬季留置3～7天。

5. 刺激强度视患者情况而定，一般儿童、年迈体弱者、神经衰弱者宜用轻刺激，急证、痛证、热证可用强刺激，孕妇忌压内生殖器穴。

6. 耳廓皮肤有炎症、破溃或冻伤者不宜采用此疗法。

六、常见并发症及处理

胶布过敏可用粘合纸代替胶布，每天观察患者耳部皮肤情况及询问患者感受，若出现过敏立即拔除耳穴贴，必要时遵医嘱应用抗过敏药物。

七、评分标准

耳穴贴压法操作考核评分标准如表3-3-1所示。

表 3-3-1 耳穴贴压法操作考核评分标准

（满分 100 分）

项目		评分要点	分值	得分	扣分及原因
操作前准备 20 分	仪表	仪表大方，举止端庄，态度和蔼，洗手，戴口罩。	3		
	核对	核对医嘱、治疗单，核对信息完整、准确无误。	5		
	评估	1. 了解患者当前主要症状、体征、既往史、药物及胶布过敏史、心理状况。 2. 了解女性患者是否处于妊娠期。 3. 了解患者耳廓部位的皮肤情况。 4. 评估患者对疼痛的耐受程度。	8		
	用物准备	王不留行籽等丸状物、75% 酒精、棉签、探棒、止血钳或镊子、胶布，必要时可备耳部模型。	4		

续表

项目		评分要点	分值	得分	扣分及原因
操作过程 60分	核对告知	携用物至患者床旁，核对床号、姓名、年龄、诊断、临床症状及治疗部位，询问二便需求，向患者及其家属解释操作目的、方法及配合事项。	5		
	体位	协助患者取舒适体位，充分暴露其耳部皮肤。	3		
	定穴	辨证取穴，一手持耳轮后上方，观察有无阳性反应点，另一手持探棒由上而下在选区内寻找敏感点或阳性反应点，同时询问患者有无热、麻、胀、痛等"得气"的感觉。	5		
	消毒	用75%酒精自上而下、由内到外、从前到后消毒耳部皮肤，待干。	5		
	贴豆	一手固定耳廓，一手持止血钳或镊子将贴有胶布的丸状物（药籽、磁珠等）准确地贴压于相应耳穴或阳性反应点上。	12		
	按压	1.对压。用食指和拇指的指腹置于患者耳廓的正面和背面，相对按压，直至患者出现热、麻、胀、痛等感觉。每天按压3～5次，每次每穴按压20～30秒。 2.直压。用指尖垂直按压耳穴，直至患者出现热、麻、胀、痛等感觉。每天按压3～5次，每次每穴按压20～30秒。 3.点压。用指尖一压一松地按压耳穴，每次间隔0.5秒。本法以患者感到胀而略沉重刺痛为宜，用力不宜过重。每天按压3～5次，每次每穴按压20～30秒。	18		
	观察	观察患者局部皮肤，询问有无不适。	5		
	整理	再次核对患者信息，协助患者取舒适体位，整理床单元。	2		
	交代注意事项	告知患者按压局部微疼痛为正常现象，避免潮湿以防耳穴贴脱落。	5		

续表

项目		评分要点	分值	得分	扣分及原因
	操作后评价	1.语言通俗易懂，态度和蔼，沟通有效。 2.全过程动作熟练、规范、符合操作原则。 3.患者配合操作、无不良反应。	8		
	记录	记录及时、完整、准确。	2		
终末质量20分	回答问题	1.目的：通过按压刺激耳部穴位或阳性反应点，以疏通经络、调节脏腑气血功能、促进机体阴阳平衡，达到防治疾病、改善症状的目的。 2.注意事项。 （1）治疗环境适宜，光线充足。 （2）望诊前勿清洗消毒或按摩患者耳部，避免掩盖耳部阳性反应点或出现假阳性。 （3）观察患者耳部皮肤情况，留置期间应防止胶布脱落或污染；对普通胶布过敏者改用脱敏胶布。 （4）耳穴贴压每次选择一侧耳穴，双侧耳穴轮流使用。夏季易出汗，留置时间1～3天，冬季留置3～7天。 （5）刺激强度视患者情况而定，一般儿童、年迈体弱者、神经衰弱者宜用轻刺激，急证、痛证、热证可用强刺激，孕妇忌压内生殖器穴。 （6）耳廓皮肤有炎症、破溃或冻伤者不宜采用此疗法。	10		

八、操作流程

耳穴贴压法操作流程如图 3-3-3 所示。

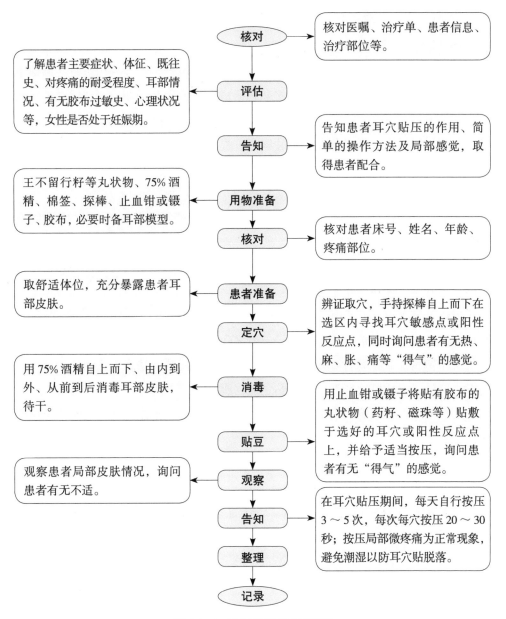

了解患者主要症状、体征、既往史、对疼痛的耐受程度、耳部情况、有无胶布过敏史、心理状况等，女性是否处于妊娠期。

核对 → 核对医嘱、治疗单、患者信息、治疗部位等。

评估

告知 → 告知患者耳穴贴压的作用、简单的操作方法及局部感觉，取得患者配合。

王不留行籽等丸状物、75% 酒精、棉签、探棒、止血钳或镊子、胶布，必要时备耳部模型。

用物准备

核对 → 核对患者床号、姓名、年龄、疼痛部位。

取舒适体位，充分暴露患者耳部皮肤。

患者准备

定穴 → 辨证取穴，手持探棒自上而下在选区内寻找耳穴敏感点或阳性反应点，同时询问患者有无热、麻、胀、痛等"得气"的感觉。

用 75% 酒精自上而下、由内到外、从前到后消毒耳部皮肤，待干。

消毒

贴豆 → 用止血钳或镊子将贴有胶布的丸状物（药籽、磁珠等）贴敷于选好的耳穴或阳性反应点上，并给予适当按压，询问患者有无"得气"的感觉。

观察患者局部皮肤情况，询问患者有无不适。

观察

告知 → 在耳穴贴压期间，每天自行按压 3～5 次，每次每穴按压 20～30 秒；按压局部微疼痛为正常现象，避免潮湿以防耳穴贴脱落。

整理

记录

图 3-3-3　耳穴贴压法操作流程图

第四节　中药硬膏外敷法

中药硬膏古代称薄贴，现称硬膏，是中药传统剂型。中药硬膏外敷是按配方将若干药物浸于植物油中煎熬，去渣存油，加入黄丹再熬，利用黄丹在高热下发生物理变化凝结而成的制剂；或将药物研成粉末，用药油调成膏状摊在纸或布上，呈长方形或圆形，贴敷在施治部位上，使药物由皮肤毛孔进入经络，到达脏腑，起到祛风散寒、活血化瘀、消肿解毒、提脓祛腐的作用。

一、硬膏的种类

硬膏的方剂组成不同，疗效也不同，因此膏药需辨证施用。主要有以下4 种。

1. 太乙膏。太乙膏性偏清凉，有消肿、清火解毒、生肌的功效，一般适用于阳证，为肿疡、溃疡通用之方。

2. 阳和解凝膏。阳和解凝膏性偏湿热，有温经和阳、祛风散寒、调气活血、化痰通络的功效，一般适用于阴证等未溃之症。

3. 千捶膏。千捶膏性偏寒凉，有消肿、解毒、提脓、祛腐、止痛的功效，初起贴之能消，已成贴之能溃，溃后贴之能祛腐，适用于痈疽疔疖等一切阳证。

4. 咬头膏。咬头膏具有腐蚀性，适用于脓疡已成，不能自溃，同时不愿接受手术治疗者。

二、硬膏的制作

硬膏制作的基质一般选用香油、胡麻油、花生油、豆油、棉籽油、菜籽油、桐子油等。制作过程包含六个主要步骤：第一步炸料，第二步炼油，第三步下丹，第四步验膏，第五步去火毒，第六步摊涂。

三、硬膏的用法

硬膏摊制有厚薄之分（图 3-4-1）。薄型硬膏多适用于溃疡或浅表脓疡，以拔毒提脓、生肌，并遮风护肌，保护创面；建议每天更换 1 次。厚型硬膏多适用于深部肿疡，以消痈散疖、改善瘀滞，达到消肿散结的目的；建议 2 ～ 3 天更换 1 次。

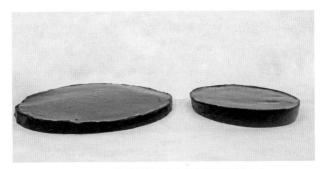

图 3-4-1 薄型硬膏（左）和厚型硬膏（右）

四、适应证

主要适用于各种痹证、痛证、眩晕症及外科疾病初起、成脓、溃后各个阶段。

五、评估内容

1. 了解患者当前主要症状、体征、既往史、药物过敏史、心理状况。

2. 了解患者体质、敷药部位的面积及皮肤情况。

3. 评估患者对疼痛的耐受程度。

4. 评估治疗环境是否符合患者隐私保护和保暖要求。

六、用物准备

治疗盘、遵医嘱配制硬膏、生理盐水棉球、油膏刀或压舌板、敷贴或玻璃纸、胶布、垫巾，必要时备绷带、敷料、屏风。

七、操作流程

（一）操作前准备

1. 仪表大方，举止端庄，态度和蔼，洗手，戴口罩。

2. 携用物至患者床旁，核对床号、姓名、年龄、治疗部位等信息。

3. 向患者解释操作目的、方法，告知患者治疗过程及注意事项，取得患者配合。

4. 协助患者取合适体位，暴露敷药部位，酌情置垫巾，注意做好保暖，保护患者隐私。

（二）操作中

1. 清洁皮肤。用生理盐水棉球清洁患者贴敷部位皮肤。

2. 敷药（图 3-4-2）。

（1）将硬膏用微火加温软化。

（2）根据敷药面积取大小合适的敷贴或玻璃纸，将药物用油膏刀或压舌板均匀平摊在敷贴或玻璃纸上，厚薄适中。

（3）将摊好的药物放在手背上试温，防止药物过热引起烫伤。

（4）再次核对患者姓名、敷药部位，将摊好的药物超过红肿或创面范围敷于患处。

（5）用胶布贴于药贴的四周或用绷带固定包扎，固定松紧适中，必要时加盖敷料，防止药物溢出污染衣物。

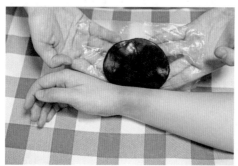 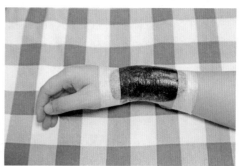

图 3-4-2 中药硬膏外敷流程

3. 敷药毕。

（1）询问患者对操作的感受。

（2）协助患者穿衣，予舒适体位，整理床单元。

（3）交代注意事项。①嘱患者穿宽松棉质衣服，避免敷药部位受压、潮湿。胶布松动时，及时联系医护人员给予重新包扎固定。②薄膏每天更换，厚膏每2～3天更换。③敷药期间出现皮肤丘疹、水疱、瘙痒或症状加重等现象，应及时联系医护人员，勿抓挠。

（三）操作后

1. 观察、询问患者局部及全身有无过敏现象。

2. 观察敷药效果。

3. 洗手，记录，签名。

八、注意事项

1. 凡含有麝香、乳香、红花、没药、桃仁等活血化瘀成分的硬膏，孕妇均应禁用。孕妇的脐部、腹部、腰部均不宜贴硬膏，以免引起流产。

2. 使用硬膏的过程中注意观察患者施治部位是否起丘疹、瘙痒、水疱等皮肤过敏情况，如有则立即停止使用，并报告医生，给予对症处理。

3. 在使用硬膏时，不可去之过早，否则易使创面受伤，造成再次感染而至溃腐。

4. 硬膏厚薄视病情而定，敷药面积应大于患处。

5. 油膏刀清洗后晾干备用。

九、常见并发症及处理

1. 膏药风。使用膏药后，出现皮肤焮红、起丘疹、发水疱、瘙痒、糜烂等现象称为膏药风，现代医学称之为接触性皮炎，应立即停止使用，并报告医生，给予对症处理。

2. 湿疮。溃疡脓水过多时，因膏药不能吸收脓水，淹及疮口，浸淫皮肤，从而引起皮肤湿疮，此类情况建议改用油膏或其他药物。

十、评分标准

中药硬膏外敷法操作考核评分标准如表 3-4-1 所示。

表 3-4-1　中药硬膏外敷法操作考核评分标准

（满分 100 分）

项目		评分要点	分值	得分	扣分及原因
操作前准备 20 分	仪表	仪表大方，举止端庄，态度和蔼，洗手，戴口罩。	3		
	核对	核对医嘱、治疗单，核对信息完整、准确无误。	5		
	评估	1. 了解患者当前主要症状、体征、既往史、药物过敏史、心理状况。 2. 了解患者体质、敷药部位的面积及皮肤情况。 3. 评估患者对疼痛的耐受程度。 4. 评估治疗环境是否符合患者隐私保护和保暖要求。	8		
	用物准备	治疗盘、遵医嘱配制硬膏、生理盐水棉球、油膏刀或压舌板、敷贴或玻璃纸、胶布、垫巾，必要时备绷带、敷料、屏风。	4		
操作过程 60 分	核对告知	携用物至患者床旁，核对床号、姓名、年龄、治疗部位等信息。向患者解释操作目的、方法，告知患者治疗过程及注意事项，取得患者配合。	10		
	体位	协助患者取合适体位，暴露敷药部位，酌情置垫巾，注意做好保暖，保护患者隐私。	3		
	清洁皮肤	用生理盐水棉球清洁患者贴敷部位皮肤。	2		
	敷药	1. 将硬膏用微火加温软化。 2. 根据敷药面积取大小合适的敷贴或玻璃纸，将药物用油膏刀或压舌板均匀平摊在敷贴或玻璃纸上，厚薄适中。 3. 将摊好的药物放在手背上试温，防止药物过热引起烫伤。	30		

续表

项目		评分要点	分值	得分	扣分及原因
操作过程 60分	敷药	4.再次核对姓名、敷药部位，将摊好的药物超过红肿或创面范围敷于患处（已做好成品的膏药贴省略上述敷药三步骤，可直接将成品膏药敷于超过患处面积范围处）。 5.用胶布贴于药贴的四周或用绷带固定包扎，固定松紧适中，必要时加盖敷料，防止药物溢出污染衣物。	30		
	观察	观察、询问患者局部及全身有无过敏现象。	5		
	整理	协助患者穿衣，予舒适体位，整理床单元。	5		
	交代注意事项	1.嘱患者穿宽松棉质衣服，避免敷药部位受压、潮湿。胶布松动时，及时联系医务人员给予重新包扎固定。 2.薄膏每天更换，厚膏每2～3天更换。 3.敷药期间出现皮肤丘疹、水疱、瘙痒或症状加重等现象，应及时联系医务人员，勿抓挠。	5		
终末质量 20分	操作后评价	1.语言通俗易懂，态度和蔼，沟通有效。 2.全过程动作熟练、规范，符合操作原则。 3.患者配合操作、无不良反应。	8		
	记录	记录及时、完整、准确。	2		
	回答问题	1.目的：祛风散寒、活血化瘀、消肿解毒、提脓祛腐。 2.注意事项。 （1）凡含有麝香、乳香、红花、没药、桃仁等活血化瘀成分的硬膏，孕妇均应禁用。孕妇的脐部、腹部、腰部均不宜贴硬膏，以免引起流产。 （2）使用硬膏的过程中注意观察患者施治部位是否起丘疹、瘙痒、水疱等皮肤过敏情况，如有则立即停止使用，并报告医生，给予对症处理。 （3）在使用硬膏时，不可去之过早，否则易使创面受伤，造成再次感染而至溃腐。 （4）硬膏厚薄视病情而定，敷药面积应大于患处。 （5）油膏刀清洗后晾干备用。	10		

十一、操作流程图

中药硬膏外敷法操作流程如图 3-4-3 所示。

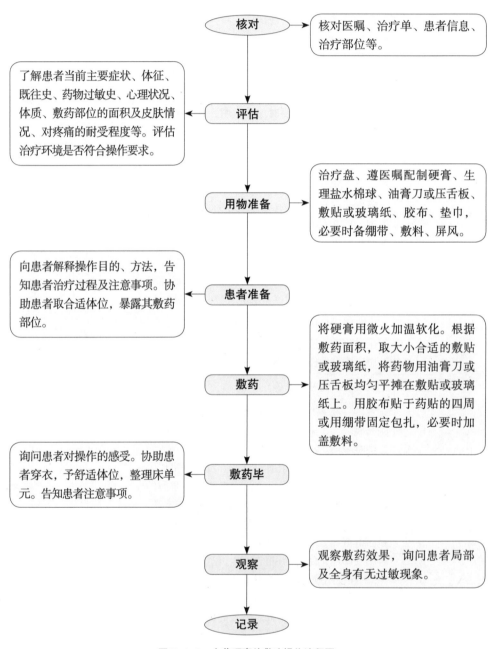

图 3-4-3　中药硬膏外敷法操作流程图

第五节　中药涂药法

中药涂药法是以中医脏腑、经络学说等理论为指导，将中药制成水剂、酊剂、油剂、膏剂等剂型，直接涂抹于表皮以治疗疾病的一种无创疗法。具有疏经通络、祛风除湿、解毒消肿、止痒镇痛的作用。根据病位、病性及中药剂型的不同选择相应的涂药方法，包括涂药法和涂擦法。涂擦法是在涂药法的基础上施以搓擦、按揉等手法，以促进药物透皮吸收、深达病所。

一、适应证

1. 骨科疾病：颈椎病、肩周炎、腰腿痛、腰肌劳损、脊髓神经损伤后肌肉萎缩、关节强硬、关节痛、软组织损伤、风湿、类风湿性关节炎等。

2. 消化系统疾病：寒湿、虚寒引起的胃脘痛、腹痛、胁痛、呕吐、呃逆、反酸、泄泻、便秘、痞满等。

3. 呼吸系统疾病：感冒、咳嗽、喘证等属于寒湿、虚寒证者。

4. 神经系统疾病：醒脑开窍、中风后遗症。

5. 皮肤疾病：神经性皮炎、湿疹、瘙痒症、痤疮、静脉炎、银屑病等。

二、评估内容

1. 了解患者的病性、病位、体质、既往史及过敏史。

2. 了解患者涂药部位的皮肤情况。

3. 评估患者对疼痛的耐受程度。

4. 评估患者的心理状态，对疾病和该项操作的认知程度。

5. 评估治疗环境是否符合患者隐私保护和保暖要求。

三、用物准备

遵医嘱准备药物、治疗盘、治疗碗、弯盘、涂药板、镊子、干棉球、生理盐水棉球、纱布块或绵纸、乳胶手套、一次性中单，必要时备屏风、大毛巾等。

四、操作流程

（一）操作前准备

1. 仪表大方，举止端庄，态度和蔼，洗手，戴口罩。

2. 携用物至患者床旁，核对床号、姓名、年龄、涂药方法及治疗部位等信息。

3. 向患者解释操作目的、方法，告知患者治疗过程及注意事项，取得患者配合。

4. 协助患者取合适体位，颈肩部可取坐位，腰背部及下肢可取俯卧位，腹部可取仰卧位，以患者自觉舒适为宜。暴露其治疗部位，注意患者保暖，保护患者隐私，用一次性中单保护患者衣物。

（二）操作中

1. 施治。

（1）涂药法。将药物均匀地涂于患处，厚薄适宜，范围超出患处 1～2 cm 为宜。根据涂药部位和药物的性质，选择适当的敷料覆盖并固定。

（2）涂擦法。根据病性准备常温或温热药酒，操作者戴乳胶手套，将中药药酒倒入治疗碗中，用棉球蘸药酒均匀涂抹于治疗部位，用手掌或大小鱼际搓擦患者治疗部位皮肤，并在痛点或相应的穴位处施以按揉手法，待药酒吸收后再重复"涂药—搓擦—按揉"流程。

2. 观察。涂药过程中询问患者感受，涂擦法以局部皮肤温热潮红为宜。涂药后随时观察患者局部皮肤情况，避免药物过敏。

（三）操作后

1. 协助患者整理衣物，取舒适体位，整理床单元。

2. 询问患者对操作的感受，告知患者涂药后将药物留存一定时间，不宜马上清除药物，如果出现过敏症状立即清除药物并清洗干净，报告医护人员进行处理。

3.洗手，记录。

五、注意事项

1.皮肤表面有溃疡或因外伤导致皮肤伤口的患者，以及皮肤水肿、大血管处，均不宜中药涂擦。

2.涂药不宜过厚、过多，以防止毛孔闭塞。刺激性较强的药物，不可涂于面部及黏膜处。

3.涂药后观察患者局部及全身的情况，如出现丘疹、瘙痒、水疱或局部肿胀等过敏现象，立即停止用药并报告医生，将药物拭净或清洗，按医嘱进行处理。

4.凡含有麝香、乳香、红花、没药、桃仁等活血化瘀成分的药膏，孕妇均应禁用。

5.水剂、酊剂用后须将瓶盖拧紧，防止挥发；混悬液先摇匀再涂药；霜剂、膏剂以 2～3 mm 厚为宜，并用手掌或手指反复擦抹，使之渗透肌肤。

六、常见并发症及处理

患者出现过敏现象立即清除药物，防止过敏症状加重，待局部清洁干燥后，可涂抹氧化锌软膏或炉甘石洗剂，帮助改善局部肿胀、疼痛、发痒等不适症状。如患者过敏症状比较严重，伴有明显的呼吸系统或消化系统症状时，应遵医嘱给予抗过敏药物，如口服氯雷他定或西替利嗪等，尽快改善过敏导致的不适症状。

七、评分标准

中药涂药法操作考核评分标准如表 3-5-1 所示。

表 3-5-1　中药涂药法操作考核评分标准

（满分 100 分）

项目		评分要点	分值	得分	扣分及原因
操作前准备 20 分	仪表	仪表大方，举止端庄，态度和蔼，洗手，戴口罩。	3		
	核对	核对医嘱、治疗单，核对信息完整、准确无误。	5		
	评估	1. 了解患者的病性、病位、体质、既往史及过敏史。 2. 了解患者涂药部位的皮肤情况。 3. 评估患者对疼痛的耐受程度。 4. 评估患者的心理状态，对疾病和该项操作的认知程度。 5. 评估治疗环境是否符合患者隐私保护和保暖要求。	8		
	用物准备	遵医嘱准备药物、治疗盘、治疗碗、弯盘、涂药板、镊子、干棉球、生理盐水棉球、纱布块或绵纸、乳胶手套、一次性中单，必要时备屏风、大毛巾等。	4		
操作过程 60 分	核对告知	携用物至患者床旁，核对床号、姓名、年龄、涂药方法及治疗部位等信息，必要时为患者遮挡，告知患者配合事项。	5		
	体位	协助患者取合适体位，颈肩部可取坐位，腰背部及下肢可取俯卧位，腹部可取仰卧位，以患者自觉舒适为宜。	3		
	操作	1. 涂药法。将药物均匀地涂于患处，厚薄适宜，范围超出患处 1～2 cm 为宜。根据涂药部位和药物的性质，选择适当的敷料覆盖并固定。 2. 涂擦法。根据病性准备常温或温热药酒，操作者戴乳胶手套，将中药药酒倒入治疗碗中，用棉球蘸药酒均匀涂抹于治疗部位，用手掌或大小鱼际搓擦患者治疗部位皮肤，并在痛点或相应的穴位处施以按揉手法，待药酒吸收后再重复"涂药—搓擦—按揉"流程。	30		

续表

项目		评分要点	分值	得分	扣分及原因
操作过程 60分	观察	涂药过程中询问患者感受，涂擦法以局部皮肤温热潮红为宜。涂药后随时观察患者局部皮肤情况，避免药物过敏。	10		
	整理	协助患者整理衣物，取舒适体位，整理床单元。	2		
	交代注意事项	注意观察局部皮肤有无出现丘疹、瘙痒或肿胀等过敏现象，勿用手抓挠，以免皮肤破损，涂擦后注意保暖。	10		
终末质量 20分	操作后评价	1. 语言通俗易懂，态度和蔼，沟通有效。 2. 全过程动作熟练、规范，符合操作原则。 3. 患者配合操作、无不良反应。	8		
	记录	记录及时、完整、准确。	2		
	回答问题	1. 目的：活血化瘀、舒筋通络、祛风除湿、止痒消肿。 2. 注意事项。 （1）皮肤表面有溃疡或因外伤导致皮肤伤口的患者，以及皮肤水肿、大血管处，均不宜中药涂擦。 （2）涂药不宜过厚、过多，以防止毛孔闭塞。刺激性较强的药物，不可涂于面部及黏膜处。 （3）涂药后观察患者局部及全身的情况，如出现丘疹、瘙痒、水疱或局部肿胀等过敏现象，立即停止用药并报告医生，将药物拭净或清洗，按医嘱进行处理。 （4）凡含有麝香、乳香、红花、没药、桃仁等活血化瘀成分的药膏，孕妇均应禁用。 （5）水剂、酊剂用后须将瓶盖盖紧，防止挥发；混悬液先摇匀再涂药；霜剂、膏剂以 2～3 mm 厚为宜，并用手掌或手指反复擦抹，使之渗透肌肤。	10		

八、操作流程图

中药涂药法操作流程如图 3-5-1 所示。

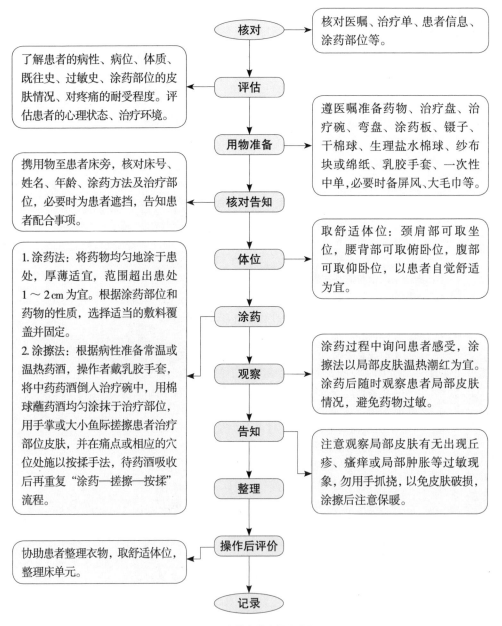

核对
核对医嘱、治疗单、患者信息、涂药部位等。

评估
了解患者的病性、病位、体质、既往史、过敏史、涂药部位的皮肤情况、对疼痛的耐受程度。评估患者的心理状态、治疗环境。

用物准备
遵医嘱准备药物、治疗盘、治疗碗、弯盘、涂药板、镊子、干棉球、生理盐水棉球、纱布块或绵纸、乳胶手套、一次性中单,必要时备屏风、大毛巾等。

核对告知
携用物至患者床旁,核对床号、姓名、年龄、涂药方法及治疗部位,必要时为患者遮挡,告知患者配合事项。

体位
取舒适体位:颈肩部可取坐位,腰背部可取俯卧位,腹部可取仰卧位,以患者自觉舒适为宜。

涂药
1. 涂药法:将药物均匀地涂于患处,厚薄适宜,范围超出患处 1～2 cm 为宜。根据涂药部位和药物的性质,选择适当的敷料覆盖并固定。
2. 涂擦法:根据病性准备常温或温热药酒,操作者戴乳胶手套,将中药药酒倒入治疗碗中,用棉球蘸药酒均匀涂抹于治疗部位,用手掌或大小鱼际搓擦患者治疗部位皮肤,并在痛点或相应的穴位处施以按揉手法,待药酒吸收后再重复"涂药—搓擦—按揉"流程。

观察
涂药过程中询问患者感受,涂擦法以局部皮肤温热潮红为宜。涂药后随时观察患者局部皮肤情况,避免药物过敏。

告知
注意观察局部皮肤有无出现丘疹、瘙痒或局部肿胀等过敏现象,勿用手抓挠,以免皮肤破损,涂擦后注意保暖。

整理
协助患者整理衣物,取舒适体位,整理床单元。

操作后评价

记录

图 3-5-1　中药涂药法操作流程图

第六节　药熨法

药熨法，也叫烫熨法、烫熨治疗，是将药物或其他物品加热，敷于患处或一定腧穴，来回移动或回旋运转，借助温热之力，将药性由表达里，通过皮毛腠理透入经络、血脉，内达脏腑的一种治疗方法。具有疏通经络、温中散寒、行气活血、镇痛消肿、调整脏腑阴阳的作用。根据烫熨时药包的干湿分为干烫法和湿烫法。

一、适应证

1. 骨科疾病：颈椎病、肩周炎、腰腿痛、腰肌劳损、脊柱骨折、脊柱术后疼痛综合征、脊髓神经损伤后肌肉萎缩、关节强硬、关节痛、软组织损伤、风湿、类风湿性关节炎等。

2. 消化系统疾病：寒湿、虚寒引起的胃脘痛、腹痛、胁痛、呕吐、呃逆、反酸、泄泻、便秘、痞满等。

3. 妇科疾病：寒湿、虚寒引起的痛经、月经过少、闭经、盆腔炎、不孕症等。

4. 产科疾病：产后腰痛、产后腹痛、产后小便不通等属于寒湿、虚寒证者。

5. 呼吸系统疾病：感冒、咳嗽、喘证等属于寒湿、虚寒证者。

6. 神经内科疾病：中风后遗症。

7. 儿科疾病：腹泻、疳疾、便秘、遗尿等。

8. 代谢疾病和营养疾病：肥胖症等。

9. 围手术期：术后关节痉挛、术后尿潴留、术后局部疼痛等。

二、评估内容

1. 了解患者当前主要症状、体征、既往史、过敏史、心理状况。

2. 评估患者体质及皮肤情况、对疼痛及热的耐受程度。

3. 评估治疗环境是否符合患者隐私保护和保暖要求。

三、用物准备

1. 烫熨药物、微波炉或蒸煮器、烫熨布袋（规格 ≥ 24 cm×20 cm）、棉布巾、毛巾或大浴巾、防水垫巾、一次性乳胶手套、保鲜袋。

2. 干烫法药物准备。将单方或组方中的药物粉碎成粒状备用。

3. 湿烫法药物准备。将组方中的药物碎成粒状，放入储药缸用 45～50 度米酒浸泡 3 个月后备用（药物与米酒的比例以药物处于湿润状态为宜），或由医院制剂室炮制好烫熨药物成品。

四、操作流程

（一）操作前准备

1. 仪表大方，举止端庄，态度和蔼，洗手，戴口罩。

2. 烫熨药包准备。取烫熨药物装入烫熨布袋至 2/3 满，用棉绳把袋口扎紧即成烫熨药包。

（1）干烫法药包。在装好药物的药包外喷洒少量水，用微波炉专用容器盛装放入微波炉，用中火加热 2～3 分钟至 60～70 ℃，取出后用棉布巾包裹。

（2）湿烫法药包。将装好药物的药包用微波炉专用容器盛装放入微波炉，用高火加热 8～10 分钟，或将药包用保鲜袋包裹后放入蒸煮器隔水加热至 60～70 ℃，取出后除去保鲜袋用棉布巾包裹。

3. 携用物至患者床旁，核对床号、姓名、年龄、治疗部位等信息。

4. 向患者解释操作目的、方法，告知患者治疗过程及注意事项，取得患者配合。

5. 协助患者取合适体位，暴露治疗部位，注意患者保暖，保护患者隐私，用防水垫巾保护患者衣物。

（二）操作中

1. 施治。

干烫法和湿烫法操作方法相同。操作者戴一次性乳胶手套，手持烫熨包在治疗部位或相应穴位进行烫熨，开始时采用轻而快速的点烫法（图 3-6-1），3～5

分钟后当烫熨包温度降至 50 ℃左右时，改用滚烫法（图 3-6-2），滚烫时注意力量适中，速度较点烫时稍慢。当药包温度接近体温时，改用揉烫法（图 3-6-3），揉烫时药包停留在烫熨部位或病灶筋结处进行摁压，并加大烫熨力度，使药热持续深入病所。

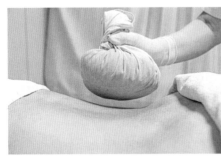
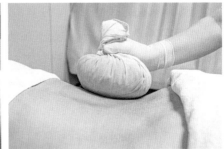

图 3-6-1　点烫

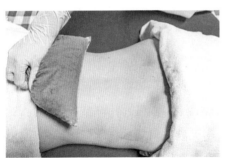

图 3-6-2　滚烫

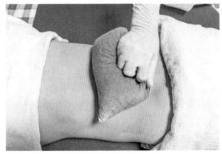

图 3-6-3　揉烫

2. 观察。烫熨过程中随时注意询问患者对热及力度的感受，观察患者局部皮肤情况，避免烫伤，以患者感觉局部温热舒适、稍有出汗、烫熨结束时皮肤温热微红为宜。

（三）操作后

1. 协助患者穿衣，取舒适体位，询问患者感受，整理床单元。

2. 交代注意事项。告知患者治疗后 30 分钟内不宜直吹冷风，不宜洗澡，注意保暖。出现皮肤烫伤及时报告。

3. 再次核对患者信息，致谢。

4. 洗手，记录。

5. 清理用物，烫熨药包及布类毛巾等送洗衣房清洗消毒。

五、注意事项

1. 治疗前嘱患者排空二便，注意患者保暖和保护患者隐私。

2. 掌握好烫熨温度，不宜超过 70 ℃，老年患者和婴幼儿不超过 50 ℃。

3. 烫熨过程中随时注意询问患者对热的感受，及时观察患者局部皮肤情况，避免烫伤，如患者感觉疼痛或出现水疱应立即停止操作，报告医生并配合处理。

4. 对高热、急性炎症等实热证患者禁止热熨；急性出血性疾病、急性创伤 24 小时内、局部皮肤有溃烂以及孕妇下腹部、腰骶部禁用烫熨法；麻醉未清醒、局部皮肤感觉迟钝慎用烫熨法。

5. 布袋及布类用物用后应清洁消毒备用。

6. 湿烫药物倒入储药缸继续加米酒浸泡，以保持湿润状态为宜，加盖保存，根据使用频次每周更换 1～2 次。

六、常见并发症及处理

1. 烫伤。一旦发生烫伤，局部皮肤出现肿胀、潮红、疼痛或小水疱时，予湿润烧伤膏外涂。若水疱较大，则在消毒后用无菌注射器抽出水疱内渗液后外涂湿润烧伤膏，予方纱覆盖保护局部皮肤，严重者遵医嘱予抗感染治疗。

2. 皮肤过敏。皮肤出现红疹、瘙痒等应立即停止烫熨，并用清水进行冲洗，可在皮肤表面涂炉甘石洗剂，若过敏症状严重，遵医嘱予抗过敏药。

七、评分标准

药熨法操作考核评分标准如表 3-6-1 所示。

表 3-6-1 药熨法操作考核评分标准

（满分 100 分）

项目		评分要点	分值	得分	扣分及原因
操作前准备 20分	仪表	仪表大方，举止端庄，态度和蔼，洗手，戴口罩。	2		
	核对	核对医嘱、治疗单，核对信息完整、准确无误。	3		
	评估	1. 了解患者当前主要症状、临床表现、既往史、过敏史、心理状况。 2. 评估患者体质及皮肤情况、对疼痛及热的耐受程度。 3. 评估治疗环境是否符合患者隐私保护和保暖要求。	6		
	用物准备	烫熨药物、微波炉或蒸煮器、烫熨布袋（规格 ≥ 24 cm×20 cm）、棉布巾、毛巾或大浴巾、防水垫巾、一次性乳胶手套、保鲜袋。	3		
	药包准备	1. 干烫法药包。在装好药物的药包外喷洒少量水，用微波炉专用容器盛装放入微波炉，用中火加热 2～3 分钟至 60～70 ℃，取出后用棉布巾包裹。 2. 湿烫法药包。将装好药物的药包用微波炉专用容器盛装放入微波炉，用高火加热 8～10 分钟，或将药用保鲜袋包裹后放入蒸煮器隔水加热至 60～70 ℃，取出后除去保鲜袋用棉布巾包裹。	6		
操作过程 60分	核对告知	携用物至患者床旁，核对床号、姓名、年龄、治疗部位等信息。向患者解释操作目的、方法，告知患者治疗过程及注意事项，取得患者配合。	5		
	体位	协助患者取合适体位，充分暴露患处，注意患者保暖，保护患者隐私，用防水垫巾保护患者衣物。	3		

续表

	项目	评分要点	分值	得分	扣分及原因
操作过程 60分	烫熨	干烫法和湿烫法操作方法相同。操作者戴一次性乳胶手套，手持烫熨包在治疗部位或相应穴位进行烫熨，开始时采用轻而快速的点烫法，3～5分钟后当烫熨包温度降至50℃左右时，改用滚烫法，滚烫时注意力量适中，速度较点烫时稍慢。当药包温度接近体温时，改用揉烫法，揉烫时药包停留在烫熨部位或病灶筋结处进行摁压，并加大烫熨力度，使药热持续深入病所。	35		
	观察	烫熨过程中随时注意询问患者对热及力度的感受，观察患者局部皮肤情况，避免烫伤，以患者感觉局部温热舒适、稍有出汗、烫疗结束时皮肤温热微红为宜。	5		
	整理	协助患者穿衣，取舒适体位，询问患者感受，整理床单元，清理用物，烫熨药包及布类毛巾等送洗衣房清洗消毒。	2		
	交代注意事项	治疗后30分钟内不宜直吹冷风，不宜洗澡，注意保暖。出现皮肤烫伤及时报告。	5		
	药包保存	湿烫药物倒入储药缸内继续加米酒浸泡，保持湿润状态为宜，加盖保存。	5		
终末质量 20分	操作后评价	1.语言通俗易懂，态度和蔼，沟通有效。 2.全过程动作熟练、规范，符合操作原则。 3.患者配合操作、无不良反应。	8		
	记录	记录及时、完整、准确。	2		

续表

项目		评分要点	分值	得分	扣分及原因
终末质量 20分	回答问题	1.目的。 （1）减轻或消除脘腹疼痛、呕吐、腹泻、腰酸背痛、肢体麻木、酸胀等症状。 （2）缓解跌打损伤引起的局部瘀血、肿痛。 2.注意事项。 （1）治疗前嘱患者排空二便，注意患者保暖和保护患者隐私。 （2）掌握好烫熨温度，不宜超过70 ℃，老年患者和婴幼儿不超过50 ℃。 （3）烫熨过程中随时注意询问患者对热的感受，及时观察患者局部皮肤情况，避免烫伤，如患者感觉疼痛或出现水疱应立即停止操作，报告医生并配合处理。 （4）对高热、急性炎症等实热证患者禁止热熨；急性出血性疾病、急性创伤24小时内、局部皮肤有溃烂以及孕妇下腹部、腰骶部禁用烫熨法；麻醉未清醒、局部皮肤感觉迟钝慎用烫熨法。 （5）布袋及布类用物用后应清洁消毒备用。 （6）湿烫药物倒入储药缸继续加米酒浸泡，以保持湿润状态为宜，加盖保存，根据使用频次每周更换1～2次。	10		

八、操作流程图

药熨法操作流程如图 3-6-4 所示。

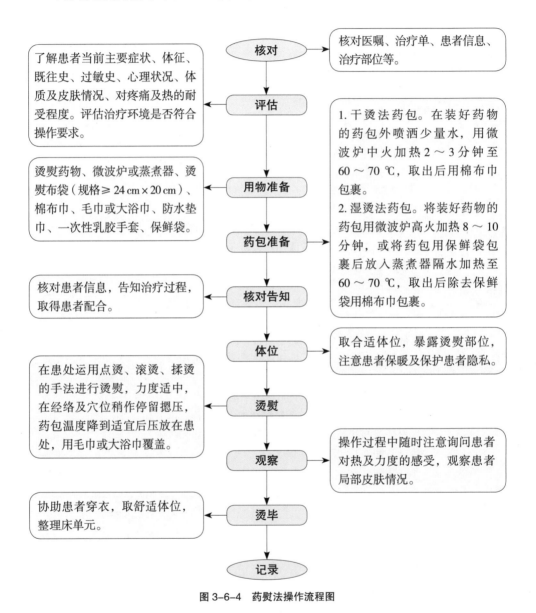

了解患者当前主要症状、体征、既往史、过敏史、心理状况、体质及皮肤情况、对疼痛及热的耐受程度。评估治疗环境是否符合操作要求。

核对 → 核对医嘱、治疗单、患者信息、治疗部位等。

评估

烫熨药物、微波炉或蒸煮器、烫熨布袋（规格≥24 cm×20 cm）、棉布巾、毛巾或大浴巾、防水垫巾、一次性乳胶手套、保鲜袋。

用物准备

药包准备 → 1. 干烫法药包。在装好药物的药包外喷洒少量水，用微波炉中火加热 2～3 分钟至 60～70 ℃，取出后用棉布巾包裹。
2. 湿烫法药包。将装好药物的药包用微波炉高火加热 8～10 分钟，或将药包用保鲜袋包裹后放入蒸煮器隔水加热至 60～70 ℃，取出后除去保鲜袋用棉布巾包裹。

核对患者信息，告知治疗过程，取得患者配合。

核对告知

体位 → 取合适体位，暴露烫熨部位，注意患者保暖及保护患者隐私。

在患处运用点烫、滚烫、揉烫的手法进行烫熨，力度适中，在经络及穴位稍作停留摁压，药包温度降到适宜后压放在患处，用毛巾或大浴巾覆盖。

烫熨

观察 → 操作过程中随时注意询问患者对热及力度的感受，观察患者局部皮肤情况。

协助患者穿衣，取舒适体位，整理床单元。

烫毕

记录

图 3-6-4　药熨法操作流程图

第七节　中药热奄包法

中药热奄包法是根据中医辨证施治原则，选择相应中药，将中药加热放入布袋中，趁热外熨患处局部，通过药力和热力的共同作用，使药性由表达里，通过体表皮毛腠理循经运行，内达脏腑，从而达到治疗疾病目的的一种外治法。本节重点介绍眼部热奄包法、腹部热奄包法。

一、适应证

1.眼部热奄适用于睑缘炎、睑板腺功能障碍、干眼症、霰粒肿、麦粒肿的非急性期、虹膜炎等。

2.腹部热奄适用于脾胃病症（胃脘痛如寒邪客胃、呕吐如脾胃虚寒、泄泻如肾阳虚衰、痞满如肝郁气滞、腹痛如寒邪内阻）、月经及带下病症（痛经如寒凝血瘀）。

二、评估内容

1.了解患者当前主要症状、体征、既往史、药物过敏史、心理状况。

2.评估患者体质及皮肤情况、对疼痛及热的耐受程度。

3.评估治疗环境是否符合患者隐私保护和保暖要求。

三、用物准备

1.微波炉、治疗盘、中药热奄包1个、消毒棉质外包布或一次性包布、中单或浴巾、纱布，必要时备屏风。

2.热奄包准备。

（1）眼部热奄包。将决明子（200 g）装入布袋内，量为布袋的2/3。

（2）腹部热奄包。将中药、海盐装入布袋内，量为布袋的2/3。

四、操作流程

（一）操作前准备

1. 仪表大方，举止端庄，态度和蔼，洗手，戴口罩。

2. 用微波炉加热中药热奄包，眼部热奄包以 45～50 ℃为宜，腹部热奄包以 60～70 ℃为宜，取出用消毒棉质外包布包好。

3. 核对医嘱，评估患者，做好解释，告知患者治疗的配合方法。

4. 协助患者取合适体位，注意患者保暖。

（二）操作中

1. 眼部热奄。嘱患者闭眼，双手托住药包的两端敷于患者双眼皮肤上，徐徐摩转运行或上下推移，以患者感觉移动、调节药包的位置及频率（图 3-7-1）。待药包温度逐渐下降，患者感觉温度舒适时即可固定于眼部，至药包不温热时移开，每次时间为 15～20 分钟。

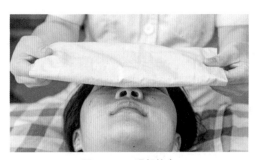

图 3-7-1 眼部热奄

2. 腹部热奄（图 3-7-2）。

（1）点熨。以患者治疗部位皮肤或筋结腧穴处为中心，将药包由内向外快速垂直点烫治疗部位，时长 2～3 分钟。

（2）按熨。使药包与患者治疗部位皮肤或筋结腧穴周围皮肤接触面积增大，按压治疗部位或筋结腧穴，时长 3～5 分钟。

（3）揉熨。持药包在患者治疗部位皮肤或筋结腧穴处均匀用力，来回推熨或回旋揉按；随着药包温度降低，速度稍慢，力度逐渐加大，时长约 5 分钟。

（4）敷熨。药包温度接近体温时（操作者用前臂皮肤触碰药包感觉热而不烫），将药包置于患者治疗部位持续热敷，盖上中单或浴巾保暖，使药力进一步渗透，热敷时间 15 ～ 30 分钟。

（5）辨证施熨。阳证患者手法宜轻，药包温度以 50 ～ 60 ℃为宜；阴证患者手法宜重，药包温度宜高，为 60 ～ 70 ℃。

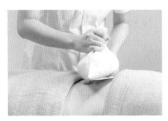
点熨

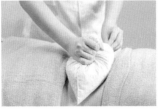
按熨

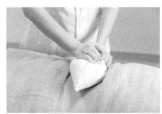
揉熨

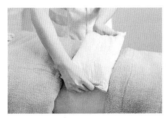
敷熨

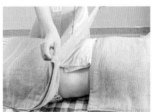
敷包

图 3-7-2 腹部热奄

3. 观察。操作过程中随时询问患者感觉、耐受情况，注意观察患者局部皮肤颜色，防止烫伤；以患者能耐受为宜，及时调整速度、温度，如出现红肿、丘疹、奇痒、水疱等症状，应立即停止治疗。

（三）操作后

1. 热敷完毕，用干净纱布清洁患者局部皮肤，并检查皮肤情况。

2. 协助患者起身、穿衣保暖，整理床单元。

3. 交代注意事项。皮肤轻微发红为正常现象，无需处理。如有疼痛感或出现水疱要及时告知医护人员，予以处理。药熨后，为维持较长的药效，注意避风寒防外感。

4. 按消毒技术规范要求分类整理使用过的物品。

五、注意事项

1. 保持空气清新，室温适宜。冬季避免受寒，夏季避免风扇、过堂风及空调直吹患者。治疗后 30 分钟暂时不要吹冷风，4～6 小时内不宜沐浴。

2. 老年人、幼儿及对热不敏感者，药包温度不宜超过 50 ℃，避免灼伤。

3. 保持药包温度适宜，冷却后及时更换或加热。

4. 及时观察患者病情变化，若患者感到局部疼痛、皮肤发红或出现水疱时，应立即停止操作，报告医生并配合处理。

5. 热奄包布袋用后清洗消毒备用，一人一巾，避免交叉感染。

6. 热证、实证、身体大血管处、皮肤有破损处，患急性出血性疾病、恶性肿瘤、急性结膜炎患者禁用；腹部包块性质不明及孕妇腹部忌用；感觉障碍者、沙眼患者慎用。

六、常见并发症及处理

（一）过敏反应

1. 临床表现。患者局部皮肤出现红疹、丘疹、瘙痒等情况。

2. 预防措施。

（1）操作前应评估患者过敏史及治疗部位皮肤情况。

（2）操作过程中及操作后，注意观察患者治疗部位皮肤的颜色变化，及时询问患者感受。

3. 处理措施。应立即停止治疗，嘱患者不可搔抓，保持皮肤清洁完好，并及时报告医生，遵医嘱处理，必要时使用抗过敏药物。

（二）烫伤

1. 临床表现。患者药熨部位皮肤出现红肿、水疱等情况。

2. 预防措施。

（1）操作前应评估者对热和疼痛的耐受程度。

（2）药熨温度适宜，一般保持在 50～60 ℃，不宜超过 70 ℃；老年人、幼儿及对热不敏感者，药熨温度不宜超过 50 ℃；操作前再次试温。

（3）操作过程中观察患者局部皮肤的颜色变化，询问患者对温度的感受。

3. 处理措施。

（1）患者感觉局部温度过高，或局部皮肤出现红肿、水疱等情况，应立即停止治疗并及时通知医生，红肿处可涂抹湿润烧伤膏。

（2）如患者局部皮肤出现小水疱，无需处理，可自行吸收。如水疱大于2.5 cm，消毒局部皮肤后，用无菌注射器抽出疱液，覆盖无菌敷料保护皮肤，防止摩擦、破损。

（3）做好交接班并记录，持续观察患者的皮肤情况。

七、评分标准

中药热奄包法操作考核评分标准如表 3-6-1 所示。

表 3-6-1　中药热奄包法操作考核评分标准

（满分 100 分）

项目		评分要点	分值	得分	扣分及原因
操作前准备 20 分	仪表	仪表大方，举止端庄，态度和蔼，洗手，戴口罩。	3		
	核对	核对医嘱、治疗单，核对信息完整、准确无误。	5		
	评估	1. 了解患者当前主要症状、体征、既往史、药物过敏史、心理状况。 2. 评估患者体质及皮肤情况、对疼痛及热的耐受程度。 3. 评估治疗环境是否符合患者隐私保护和保暖要求。	8		
	用物准备	1. 微波炉、治疗盘、中药热奄包1个、消毒棉质外包布或一次性包布、中单或浴巾、纱布，必要时备屏风。 2. 准备热奄包。	4		

续表

项目		评分要点	分值	得分	扣分及原因
核对告知		携用物至患者床旁，核对患者身份信息。向患者解释操作目的、方法及配合事项。必要时为患者遮挡，嘱患者排空二便。	5		
体位		协助患者取合适体位，注意患者保暖。	2		
操作过程 60分	操作	1. 用微波炉加热中药热奄包，眼部热奄包以45～50 ℃为宜，腹部热奄包以60～70 ℃为宜，取出用消毒棉质外包布包好。 2. 眼部热奄。嘱患者闭眼，双手托住药包的两端敷于患者双眼皮肤上，徐徐摩转运行或上下推移，以患者感觉移动、调节药包的位置及频率。待药包温度逐渐下降，患者感觉温度舒适时即可固定于眼部，至药包不温热时移开，每次时间为15～20分钟。 3. 腹部热奄。 （1）点熨。以患者治疗部位皮肤或筋结腧穴处为中心，将药包由内向外快速垂直点烫治疗部位，时长2～3分钟。 （2）按熨。使药包与患者治疗部位皮肤或筋结腧穴周围皮肤接触面积增大，按压治疗部位或筋结腧穴，时长3～5分钟。 （3）揉熨。持药包在患者治疗部位皮肤或筋结腧穴处均匀用力，来回推熨或回旋揉按；随着药包温度降低，速度稍慢，力度逐渐加大，时长约5分钟。 （4）敷熨。药包温度接近体温时（操作者用前臂皮肤触碰药包感觉热而不烫），将药包置于患者治疗部位持续热敷，盖上中单或浴巾保暖，使药力进一步渗透，热敷时间15～30分钟。 （5）辨证施熨。阳证患者手法宜轻，药包温度以50～60 ℃为宜；阴证患者手法宜重，药包温度宜高，为60～70 ℃。	40		

续表

项目		评分要点	分值	得分	扣分及原因
操作过程 60分	观察	操作过程中随时询问患者感受、耐受情况，注意观察患者局部皮肤颜色，防止烫伤；以患者能耐受为宜，及时调整速度、温度，如出现红肿、丘疹、奇痒、水疱等症状，应立即停止治疗。	5		
	整理	协助患者起身、穿衣保暖，整理床单元，清理用物。	3		
	交代注意事项	操作后皮肤轻微发红为正常现象，无需处理。如有疼痛感或出现水疱要及时告知医护人员，予以处理。药熨后，为维持较长的药效，注意避风寒防外感。	5		
终末质量 20分	操作后评价	1.语言通俗易懂，态度和蔼，沟通有效。 2.全过程动作熟练、规范，符合操作原则。 3.患者配合操作、无不良反应。	8		
	记录	记录及时、完整、准确。	2		
	回答问题	1.目的：将中药敷于患处达到活血化瘀、软坚散结、消肿止痛的目的。 2.注意事项。 （1）保持空气清新，室温适宜。冬季避免受寒，夏季避免风扇、过堂风及空调直吹患者。治疗后30分钟暂时不要吹冷风，4～6小时内不宜沐浴。 （2）老年人、幼儿及对热不敏感者，药包温度不宜超过50℃，避免灼伤。 （3）保持药包温度适宜，冷却后及时更换或加热。 （4）及时观察患者病情变化，若患者感到局部疼痛、皮肤发红或出现水疱时，应立即停止操作，报告医生并配合处理。 （5）热奄包布袋用后清洗消毒备用，一人一巾，避免交叉感染。 （6）热证、实证、身体大血管处、皮肤有破损处，患急性出血性疾病、恶性肿瘤、急性结膜炎患者禁用；腹部包块性质不明及孕妇腹部忌用；感觉障碍者、沙眼患者慎用。	10		

八、操作流程图

中药热奄包法操作流程如图 3-7-3 所示。

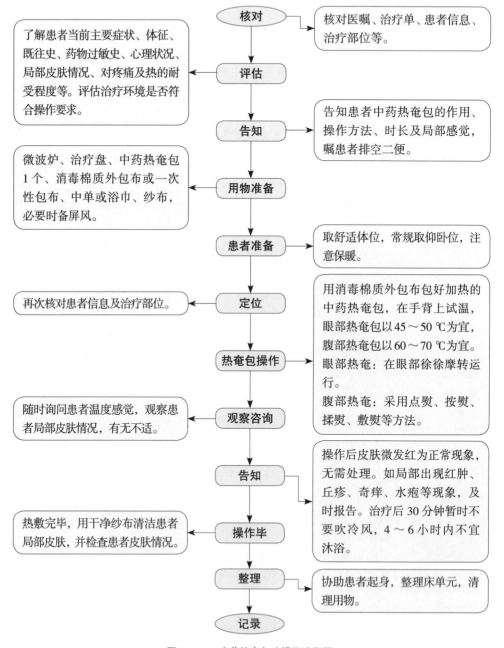

了解患者当前主要症状、体征、既往史、药物过敏史、心理状况、局部皮肤情况、对疼痛及热的耐受程度等。评估治疗环境是否符合操作要求。

核对 → 核对医嘱、治疗单、患者信息、治疗部位等。

评估

告知 → 告知患者中药热奄包的作用、操作方法、时长及局部感觉，嘱患者排空二便。

微波炉、治疗盘、中药热奄包1个、消毒棉质外包布或一次性包布、中单或浴巾、纱布，必要时备屏风。

用物准备

患者准备 → 取舒适体位，常规取仰卧位，注意保暖。

再次核对患者信息及治疗部位。

定位 → 用消毒棉质外包布包好加热的中药热奄包，在手背上试温，眼部热奄包以 45～50 ℃为宜，腹部热奄包以 60～70 ℃为宜。

热奄包操作 → 眼部热奄：在眼部徐徐摩转运行。

腹部热奄：采用点熨、按熨、揉熨、敷熨等方法。

随时询问患者温度感觉，观察患者局部皮肤情况，有无不适。

观察咨询

告知 → 操作后皮肤微发红为正常现象，无需处理。如局部出现红肿、丘疹、奇痒、水疱等现象，及时报告。治疗后 30 分钟暂时不要吹冷风，4～6 小时内不宜沐浴。

热敷完毕，用干净纱布清洁患者局部皮肤，并检查患者皮肤情况。

操作毕

整理 → 协助患者起身，整理床单元，清理用物。

记录

图 3-7-3　中药热奄包法操作流程图

第八节　中药塌渍法

中药塌渍法是指塌法和浸渍法相结合，将敷料用中药煎汤浸泡，根据治疗需要选择常温或者加热，将敷料敷于患处，以达到疏通腠理、清热解毒、消肿止痛目的的一种操作方法。塌是指弄湿，渍是指浸透。

一、适应证

1. 外伤初期所致的瘀血、肿痛。
2. 风、寒、湿所致的关节部位的酸、麻、胀、痛。
3. 周围血管性病变。
4. 乳房炎症、增生、结节，乳腺管阻塞导致的乳房胀痛。
5. 脾阳不升所致的腹痛、腹泻、便秘。
6. 肺系疾病导致的咳、痰、喘。

二、评估内容

1. 了解患者当前主要症状、体征、既往史、过敏史、心理状况。
2. 评估患者对温度及疼痛的耐受程度。
3. 了解患者塌渍部位皮肤情况。
4. 评估患者对疾病和该项操作的认知程度。
5. 评估病室温度是否适宜，是否符合患者隐私保护和保暖要求。

三、用物准备

治疗盘、换药碗、镊子、无菌敷料（根据塌渍部位及面积准备大小合适的敷料）或方纱、生理盐水棉球或棉签、中药药液、水温计、中单，必要时备屏风、凡士林。

四、操作流程

（一）操作前准备

1.仪表大方，举止端庄，态度和蔼，洗手，戴口罩。

2.携用物至患者床旁，核对床号、姓名、年龄、药物、治疗部位等信息，必要时为患者遮挡。向患者解释操作目的、方法及相关注意事项，取得患者配合。

3.协助患者取合适体位，酌情置垫巾，暴露其塌渍部位，注意患者保暖。

4.热塌的药液加热至 38 ～ 43 ℃。

（二）操作中

1.清洁皮肤。垫中单于治疗部位下方，置弯盘于中单上，用生理盐水棉球或棉签擦洗患者塌渍部位皮肤。

2.塌渍（图 3-8-1）。

（1）敷药。将加热后的药液（或常温药液）倒入容器内，测量药液温度，将敷料或方纱在药液中浸湿，用镊子取出，稍加拧挤至不滴水，展开敷料或方纱敷于治疗部位，如患处为四肢远端，则将四肢远端浸泡于药液中。

（2）淋药。每隔 3 ～ 5 分钟用镊子夹取纱布浸取药液淋于敷料上，保持湿润，必要时用 TDP 灯照射塌渍部位，以促进药物吸收。一般每天塌渍 2 ～ 3 次，每次 15 ～ 30 分钟。

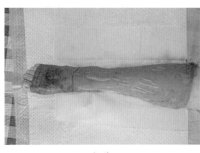
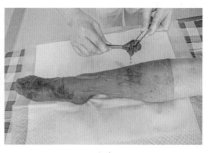

敷药　　　　　　　　　　　　　　　淋药

图 3-8-1　塌渍

3.观察。观察患者局部皮肤情况,随时询问患者感受。

（三）操作后

1.取下敷料,擦干患者局部皮肤,协助患者整理衣物,安排舒适体位,整理床单元。

2.交代注意事项。塌渍后2小时方可清洗治疗部位,出现局部皮肤痛痒等过敏症状时立即清理药渍,报告医护人员进行处理。

3.清理用物,洗手,记录。

五、注意事项

1.塌渍敷料应大于治疗部位并保持湿润。

2.敷药前辨证。寒证热敷,避免烫伤;热证凉敷,以患者可耐受为宜。

3.糖尿病周围神经病变防低温热源烫伤,注意塌渍温度及时间,观察患者皮肤情况。

4.注意消毒隔离,避免交叉感染。

5.中药过敏者慎用。大疱性皮肤病及表皮剥脱者、皮肤急性传染病者不宜塌渍。

六、常见并发症及处理

1.中药过敏。患者如出现红疹、瘙痒应立即停止使用,并报告医生对症处理。

2.局部水疱。患者局部出现水疱,局部消毒后,外涂烧伤膏对症处理,必要时使用无菌注射器抽出水疱内液体,予无菌纺纱覆盖。

七、评分标准

中药塌渍法操作考核评分标准如表3-8-1所示。

表 3-8-1　中药塌渍法操作考核评分标准

（满分 100 分）

项目		评分要点	分值	得分	扣分及原因
操作前准备 20 分	仪表	仪表大方，举止端庄，态度和蔼，洗手，戴口罩。	3		
	核对	核对医嘱、治疗单，核对信息完整、准确无误。	5		
	评估	1. 了解患者当前主要症状、体征、既往史、过敏史、心理状况。 2. 评估患者对温度及疼痛的耐受程度。 3. 了解患者塌渍部位皮肤情况。 4. 评估患者对疾病和该项操作的认知程度。 5. 评估病室温度是否适宜，是否符合患者隐私保护和保暖要求。	8		
	用物准备	1. 治疗盘、换药碗、镊子、无菌敷料（根据塌渍部位面积准备大小合适的敷料）或方纱、生理盐水棉球或棉签、中药药液、水温计、中单，必要时备屏风、凡士林。 2. 热塌需将浸泡药液的无菌敷料放入微波炉内加热至 38～43 ℃，冷塌常温即可。	4		
操作过程 60 分	核对告知	核对患者身份信息及治疗部位，必要时为患者遮挡。向患者解释操作目的、方法及相关注意事项，取得患者配合。	5		
	体位	协助患者取合适体位，酌情置垫巾，暴露其塌渍部位，注意患者保暖。	5		
	塌渍	1. 清洁皮肤。垫中单于治疗部位下方，置弯盘于中单上，用生理盐水棉球或棉签擦洗患者塌渍部位皮肤。	40		

续表

项目		评分要点	分值	得分	扣分及原因
操作过程 60分	塌渍	2.施治。 （1）敷药。将加热后的药液（或常温药液）倒入容器内，测量药液温度，将敷料或方纱在药液中浸湿，用镊子取出，稍加拧挤至不滴水，展开敷料或方纱敷于治疗部位，如患处为四肢远端，则将四肢远端浸泡于药液中。 （2）淋药。每隔3～5分钟用镊子夹取纱布浸取药液淋于敷料上，保持湿润，必要时用TDP灯照射塌渍部位，以促进药物吸收。一般每天塌渍2～3次，每次15～30分钟。	40		
	观察	观察患者局部皮肤情况，随时询问患者感受。	3		
	整理	取下敷料，擦干患者局部皮肤，协助患者整理衣物，安排舒适体位，整理床单元，清理用物。	2		
	交代注意事项	告知患者塌渍后2小时方可清洗治疗部位，出现局部皮肤瘙痒等过敏症状时立即清理药渍，报告医护人员进行处理。	5		
终末质量 20分	操作后评价	1.语言通俗易懂，态度和蔼，沟通有效。 2.全过程动作熟练、规范，符合操作原则。 3.患者配合操作、无不良反应。	8		
	记录	记录及时、完整、准确。	2		
	回答问题	1.目的：疏通腠理、清热解毒、消肿止痛。 2.注意事项。 （1）塌渍敷料应大于治疗部位并保持湿润。 （2）敷药前辨证。寒证热敷，避免烫伤；热证凉敷，以患者可耐受为宜。 （3）糖尿病周围神经病变防低温热源烫伤，注意塌渍温度及时间，观察患者皮肤情况。 （4）注意消毒隔离，避免交叉感染。 （5）中药过敏者慎用。大疱性皮肤病及表皮剥脱者、皮肤急性传染病者不宜塌渍。	10		

八、操作流程图

中药塌渍法操作流程如图 3-8-2 所示。

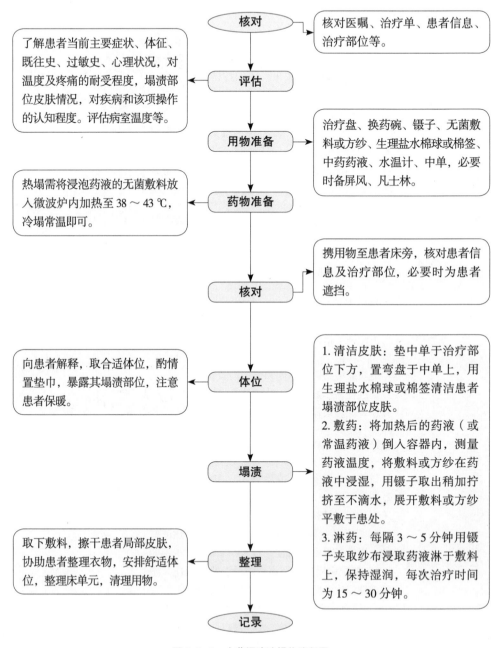

图 3-8-2　中药塌渍法操作流程图

第九节 中药熏洗法

中药熏洗法包括熏法和洗法，是借助中药药理作用及热力作用熏蒸患处，待药液温度降至合适温度，再以药液淋洗、浸泡，使药物有效成分通过皮肤细胞、汗腺、毛囊、黏膜吸收和渗透进入人体，达到疏通腠理、祛风除湿、温经通络、活血化瘀、杀虫止痒目的的一种方法。可分为全身熏洗、局部熏洗两种。熏蒸时药液温度以 50 ～ 70 ℃为宜，淋洗时药液温度以 38 ～ 41 ℃为宜。

一、适应证

适用于风湿免疫疾病，骨伤、妇科、外科、肛肠科及皮肤科等各科疾病引起的疼痛、炎症、水肿、瘙痒等症状。

二、评估内容

1. 了解患者病情，包括现病史、既往史、过敏史、家族史。
2. 了解患者熏洗部位皮肤情况。
3. 了解患者心理状态，对疾病和此项操作的认知程度。
4. 评估病室温度是否适宜，是否符合患者隐私保护和保暖要求。

三、用物准备

治疗盘、中药药液、中单、容器（根据熏洗部位的不同选用）、一次性容器袋、水温计、治疗巾或浴巾、纱布或小方巾、乳胶手套，必要时备屏风及坐浴架（支架）。

四、操作流程

（一）操作前准备

1. 仪表大方，举止端庄，态度和蔼，洗手，戴口罩。
2. 核对医嘱，评估患者，做好解释，调节室内温度，嘱患者排空二便。

3.洗手，备齐用物，携至患者床旁，再次核对患者相关信息。

4.根据熏洗部位协助患者取合适体位，充分暴露熏洗部位，注意患者保暖，必要时用屏风遮挡。

5.将熏洗容器套好一次性容器袋。

（二）操作中

1.熏蒸。将药液倒入容器内，测量药液温度，以 50～70 ℃为宜，根据不同部位按要求熏蒸 5～10 分钟，过程中随时询问患者对热的感受（图 3-9-1）。

2.淋洗。再次测量药液温度，当药液温度降至 38～41 ℃时，将熏洗部位浸泡于药液中，并反复淋洗，时间一般为 15～20 分钟（图 3-9-2）。

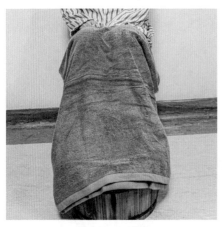
图 3-9-1　熏蒸

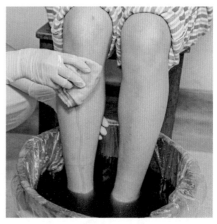
图 3-9-2　淋洗

3.观察。随时观察患者病情及局部皮肤变化，询问患者感受并及时调整药液温度，如有不适立即停止熏洗。

（三）操作后

1.观察并清洁患者皮肤，协助患者整理衣物，取舒适体位，整理床单元。

2.交代注意事项。告知患者熏洗后应慢慢起身，以免出现直立性低血压。适当饮用温水，2 小时后方可洗澡，出现烫伤及过敏症状及时报告医护人员进行处理。

3.清理用物，洗手，记录。

五、注意事项

1. 心脏病、严重高血压、饭前饭后半小时、饥饿、过度疲劳、妇女月经期和妊娠期间慎用。

2. 肢体动脉闭塞性疾病、糖尿病足、肢体干性坏疽者熏蒸时药液温度不可超过 50 ℃。头面部及某些敏感部位，不宜使用刺激性大的药物。

3. 熏蒸过程中密切观察患者有无胸闷、心慌等症状，注意避风，冬季注意保暖，洗毕应及时擦干药液和汗液，暴露部位尽量加盖衣被。

4. 包扎部位熏蒸时，应去除敷料。

5. 所用物品需清洁消毒，一人一份一消毒，避免交叉感染。

6. 施行熏洗时，应注意防止烫伤，防止虚脱及熏蒸部位药物过敏，知晓处理方法。

六、常见并发症及处理

（一）烫伤

1. 操作前评估患者既往史及局部皮肤情况，有无红肿、溃烂、肿块等，有无感知障碍，是否适宜进行熏洗疗法。

2. 加强健康宣传教育，根据药物的性质、病情等告知患者熏洗时间，通常为 20～30 分钟，熏蒸时药液温度一般以 50～70 ℃为宜，淋洗时一般控制在 38～41 ℃。加强巡视，询问患者的感受，若有异常不适应立即协助患者停止熏洗，并观察患者局部皮肤状况，及时通知医生，协助处理。

3. 熏洗后，患者局部皮肤出现灼热微红属正常现象。如果出现水疱，注意勿擦破，可自行吸收；大者可按烫伤处理，即局部消毒后，用灭菌针头刺破水疱下沿，将液体挤干，外涂烫伤膏，并盖上消毒纱布。

（二）虚脱

1. 操作前应评估患者既往史，了解有无感知障碍。熏蒸时药液温度一般以 50～70 ℃为宜，浸泡时一般控制在 38～40 ℃，并加强宣传教育。

2. 做好与患者的沟通解释工作，使其能够正确认识熏洗操作对药液温度与熏洗时间有一定的要求，应遵医嘱。

3.饭前饭后半小时内不宜熏洗，在熏洗前适量饮水可防止过多出汗而虚脱，熏洗时间不宜超过30分钟。定时巡视病房，若患者出现虚脱不适症状应立即停止操作，并通知医生对症处理。

（三）药物过敏

1.操作前应详细了解患者有无药物过敏史。

2.定时巡视病房，如患者有过敏现象时，应立即停止操作，协助患者使用生理盐水或温开水清洗局部皮肤，并及时通知医生，进行对症处理，调整治疗方案。

3.做好与患者的沟通解释工作，缓解患者及其家属的紧张情绪。

七、评分标准

中药熏洗法操作考核评分标准如表3-9-1所示。

表 3-9-1　中药熏洗法操作考核评分标准

（满分 100 分）

项目		评分要点	分值	得分	扣分及原因
操作前准备 20 分	仪表	仪表大方，举止端庄，态度和蔼，洗手，戴口罩。	3		
	核对	核对医嘱、治疗单，核对信息完整、准确无误。	5		
	评估	1.了解患者病情，包括现病史、既往史、过敏史、家族史。 2.了解患者熏洗部位皮肤情况。 3.了解患者心理状态，对疾病和此项操作的认知程度。 4.评估病室温度是否适宜，是否符合患者隐私保护和保暖要求。	8		
	用物准备	治疗盘、中药药液、中单、容器（根据熏洗部位的不同选用）、一次性容器袋、水温计、治疗巾或浴巾、纱布或小方巾、乳胶手套，必要时备屏风及坐浴架（支架）。	4		

续表

项目		评分要点	分值	得分	扣分及原因
操作过程 60分	核对告知	再次核对患者身份信息、治疗部位及中药药液，向患者解释操作目的、方法，取得患者配合。	5		
	体位	协助患者取合适体位，暴露其熏洗部位。	3		
	熏洗	1.熏蒸。将药液倒入容器内，测量药液温度，以50～70℃为宜，根据不同部位按要求熏蒸5～10分钟，过程中随时询问患者对热的感受。 2.淋洗。再次测量药液温度，当药液温度降至38～41℃时，将熏洗部位浸泡于药液中，并反复淋洗，时间一般为15～20分钟。	40		
	观察	随时观察患者病情及局部皮肤变化，询问患者感受并及时调整药液温度，如有不适立即停止熏洗。	5		
	整理	协助患者整理衣物，取舒适体位，整理床单元，清理用物。	2		
	交代注意事项	告知患者熏洗后应慢慢起身，以免出现直立性低血压。适当饮用温水，2小时后方可洗澡，出现烫伤及过敏症状时及时报告医护人员进行处理。	5		
终末质量 20分	操作后评价	1.语言通俗易懂，态度和蔼，沟通有效。 2.全过程动作熟练、规范，符合操作原则。 3.患者配合操作、无不良反应。	8		
	记录	记录及时、完整、准确。	2		
	回答问题	1.目的：疏通腠理、祛风除湿、温经通络、活血化瘀、杀虫止痒。 2.注意事项。 （1）心脏病、严重高血压、饭前饭后半小时、饥饿、过度疲劳、妇女月经期和妊娠期间慎用。 （2）肢体动脉闭塞性疾病、糖尿病足、肢体干性坏疽者熏蒸时药液温度不可超过50℃。头面部及某些敏感部位，不宜使用刺激性大的药物。 （3）熏蒸过程中密切观察患者有无胸闷、心慌等症状，注意避风，冬季注意保暖，洗毕应时擦干药液和汗液，暴露部位尽量加盖衣被。 （4）包扎部位熏蒸时，应去除敷料。 （5）所用物品需清洁消毒，一人一份一消毒，避免交叉感染。 （6）施行熏洗时，应注意防止烫伤，防止虚脱及熏蒸部位药物过敏，知晓处理方法。	10		

八、操作流程图

中药熏洗法操作流程如图 3-9-3 所示。

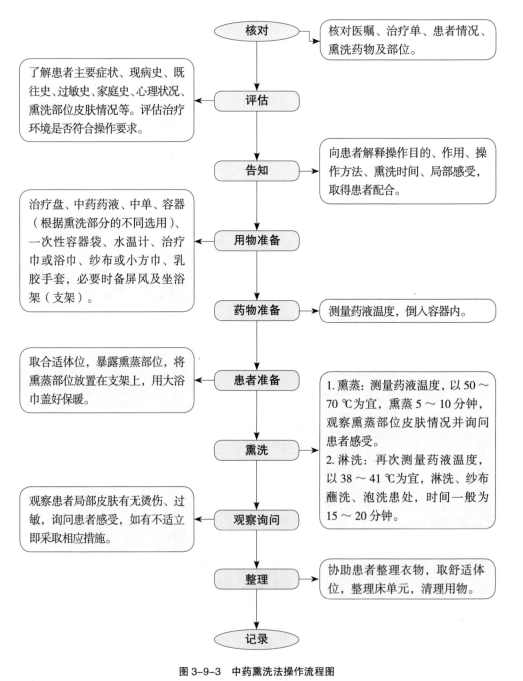

图 3-9-3　中药熏洗法操作流程图

第十节　中药泡洗法

中药泡洗法是应用中药煎剂泡洗的方式，借助药力和热力使药物的有效成分通过体表毛窍吸收、经络传导，由表及里而达五脏六腑，散布洒陈于百脉，以达到治疗疾病目的的一种外治方法。该疗法具有疏经通络、活血化瘀、祛风散寒、清热解毒、消肿止痛、润肤止痒、调和阴阳、协调脏腑、行气通阻、濡养全身等作用。分为全身中药泡洗和局部中药泡洗 2 种。局部中药泡洗常用类型有擦浴、淋浴、坐浴、足浴等。

全身中药泡洗

全身中药泡洗是指将中药煎剂浸洗全身皮肤，借助药力和热力使药物的有效成分通过体表毛窍吸收、经络传导，由表及里而达五脏六腑，散布洒陈于百脉，以达到治疗疾病目的的一种外治方法。

一、适应证

适用于感冒、外感发热、咳嗽、哮喘、肺痈、头痛、失眠、便秘、慢性疲劳综合征、亚健康人群、新生儿黄疸、麻疹、广泛性皮肤病、关节僵硬、血液 / 淋巴液回流受阻所致的肢体肿胀等。

二、评估内容

1. 了解患者当前主要症状、体征、既往史、药物过敏史、心理状况。

2. 了解女性患者是否处于月经期或妊娠期。

3. 了解患者皮肤情况。

4. 评估患者的体质、对热的耐受程度。

5. 评估治疗环境是否符合患者隐私保护和保暖要求。

三、用物准备

中药药液、泡洗装置（浴缸、浴桶、浴盆或自动控温泡洗装置）、一次性泡洗袋、水温计、毛巾。

四、操作流程

（一）操作前准备

1. 仪表大方，举止端庄，态度和蔼，洗手，戴口罩。

2. 携用物至药浴间，核对患者床号、姓名、年龄、诊断等信息，询问二便需求，向患者解释操作目的、方法及配合事项。

3. 调节适宜的室温。

4. 将一次性泡洗袋套入泡洗装置内。

5. 将药液倒入泡洗装置内，根据病证选择水温，使药液温度保持在37 ～ 40 ℃。

（二）操作中

1. 体位。协助患者脱去衣物，取合适体位。

2. 泡洗。协助患者全身浸泡在泡洗装置中，水位在患者膈肌以下。协助或指导患者用毛巾随时将药液淋于未浸泡部位，泡洗 15 ～ 20 分钟，以微微出汗为宜。泡洗过程中饮用温开水 300 ～ 500 mL，小儿及老人酌减。

3. 观察。

（1）观察室温、药液温度是否符合要求，询问患者温度是否适宜，随时测温调节。

（2）观察患者面色、呼吸、汗出等情况，询问患者有无头晕、胸闷、心慌、恶心欲吐等不适。

（三）操作后

1. 协助患者擦干皮肤、整理衣物，询问患者的感受，观察患者皮肤情况。

2. 护送患者回病房，协助患者取舒适卧位，整理床单元。

3. 交代注意事项。泡洗后如出现汗出、面赤、心慌等，宜卧床休息半小时，及时擦干汗液并饮用适量温开水，注意保暖。

4.再次核对患者信息，致谢。

5.洗手，记录。

五、注意事项

1.药浴间室温适宜（24～26℃），适当通风，注意患者保暖。

2.随时测量药液温度并调节，保持药液温度适宜，防止患者烫伤或受凉。

3.全身泡洗不宜在空腹或饱腹状态下进行，应在餐后1小时进行；泡洗后宜静卧半小时，饮用适量温开水，注意保暖。

4.加强巡视，注意观察患者的面色、呼吸、汗出等情况，如出现头晕、胸闷、气促、心慌、恶心欲吐、面色苍白、大汗淋漓等不适症状，停止泡洗，报告医生。

5.心肺功能障碍、出血性疾病、女性月经期及妊娠期、昏迷、精神病患者禁止泡洗。

6.用物须清洁消毒，接触皮肤的用物一人一物一消毒，避免交叉感染。

六、常见并发症及处理

1.虚脱。停止泡洗，协助患者起浴，注意保暖，予患者卧床休息，口服葡萄糖水，监测患者生命体征直至症状缓解。

2.烫伤。遵医嘱予湿润烧伤膏外涂，覆盖无菌纱布以保护患者局部皮肤。

3.药物过敏。暂停泡洗，用温水冲净皮肤，注意观察皮疹、红斑消退情况，必要时遵医嘱使用抗组胺药物。

七、评分标准

全身中药泡洗操作考核评分标准如表3-10-1所示。

表 3-10-1　全身中药泡洗操作考核评分标准

（满分 100 分）

项目		评分要点	分值	得分	扣分及原因
操作前准备 20 分	仪表	仪表大方，举止端庄，态度和蔼，洗手，戴口罩。	3		
	核对	核对医嘱、治疗单，核对信息完整、准确无误。	5		
	评估	1. 了解患者当前主要症状、体征、既往史、药物过敏史、心理状况。 2. 了解女性患者是否处于月经期或妊娠期。 3. 了解患者皮肤情况。 4. 评估患者的体质、对热的耐受程度。 5. 评估治疗环境是否符合患者隐私保护和保暖要求。	8		
	用物准备	中药药液、泡洗装置（浴缸、浴桶、浴盆或自动控温泡洗装置）、一次性泡洗袋、水温计、毛巾。	4		
操作过程 60 分	核对告知	携用物至药浴室，核对患者床号、姓名、年龄、诊断等信息，询问二便需求，向患者解释操作目的、方法及配合事项。调节适宜的室温。	5		
	体位	协助患者脱去衣物，取合适体位。	3		
	配液、测温	泡洗装置内套入一次性泡洗袋，将药液倒入泡洗装置内，根据病证选择水温，使药液温度保持在 37 ～ 40 ℃。	7		
	泡洗	协助患者全身浸泡在泡洗装置中，水位在患者膈肌以下。协助或指导患者用毛巾随时将药液淋于未浸泡部位，泡洗 15 ～ 20 分钟，以微微出汗为宜。泡洗过程中饮用温开水 300 ～ 500 mL，小儿及老人酌减。	20		
	浴毕	协助患者擦干皮肤，整理衣物，询问患者的感受。	6		

续表

项目		评分要点	分值	得分	扣分及原因
操作过程 60分	观察	1. 观察室温、药液温度是否符合要求，询问患者温度是否适宜，随时测温调节。 2. 观察患者面色、呼吸、汗出等情况，询问患者有无头晕、胸闷、心慌、恶心欲吐等不适。	8		
	整理	护送患者回病房，协助患者取舒适卧位，整理床单元及用物。	3		
	交代注意事项	泡洗后如出现汗出、面赤、心慌等，宜卧床休息半小时，及时擦干汗液并饮用适量温开水，注意保暖。	8		
终末质量 20分	操作后评价	1. 语言通俗易懂，态度和蔼，沟通有效。 2. 全过程动作熟练、规范，符合操作原则。 3. 患者配合操作、无不良反应。	8		
	记录	记录及时、完整、准确。	2		
	回答问题	1. 目的：将中药煎剂浸洗全身，借助药力和热力使药物的有效成分通过体表毛窍吸收、经络传导，由表及里而达五脏六腑，散布洒陈于百脉，达到治疗疾病的目的。 2. 注意事项。 （1）药浴间室温适宜（24～26℃），适当通风，注意患者保暖。 （2）随时测量药液温度并调节，保持药液温度适宜，防止患者烫伤或受凉。 （3）全身泡洗不宜在空腹或饱腹状态下进行，应在餐后1小时进行；泡洗后宜静卧半小时，饮用适量温开水，注意保暖。 （4）加强巡视，注意观察患者的面色、呼吸、汗出等情况，如出现头晕、胸闷、气促、心慌、恶心欲吐、面色苍白、大汗淋漓等不适症状，停止泡洗，报告医生。 （5）心肺功能障碍、出血性疾病、女性月经期及妊娠期、昏迷、精神病患者禁止药浴。 （6）用物须清洁消毒，接触皮肤的用物一人一物一消毒，避免交叉感染。	10		

八、操作流程图

全身中药泡洗操作流程如图 3-10-1 所示。

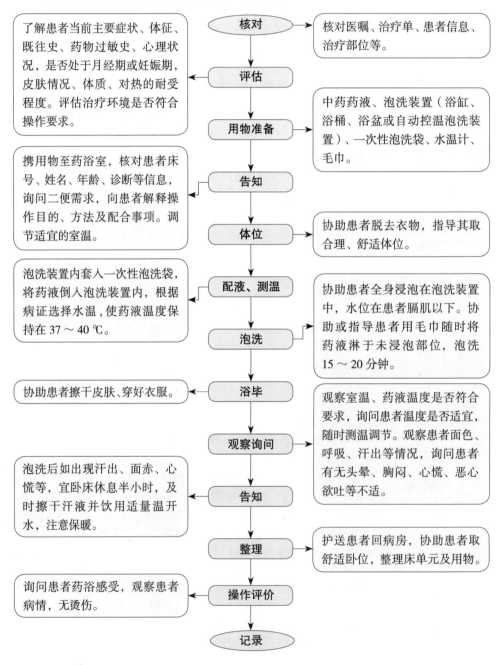

了解患者当前主要症状、体征、既往史、药物过敏史、心理状况，是否处于月经期或妊娠期，皮肤情况、体质、对热的耐受程度。评估治疗环境是否符合操作要求。 ← **评估**

核对 → 核对医嘱、治疗单、患者信息、治疗部位等。

用物准备 → 中药药液、泡洗装置（浴缸、浴桶、浴盆或自动控温泡洗装置）、一次性泡洗袋、水温计、毛巾。

携用物至药浴室，核对患者床号、姓名、年龄、诊断等信息，询问二便需求，向患者解释操作目的、方法及配合事项。调节适宜的室温。 ← **告知**

体位 → 协助患者脱去衣物，指导其取合理、舒适体位。

泡洗装置内套入一次性泡洗袋，将药液倒入泡洗装置内，根据病证选择水温，使药液温度保持在 37 ～ 40 ℃。 ← **配液、测温**

泡洗 → 协助患者全身浸泡在泡洗装置中，水位在患者膈肌以下。协助或指导患者用毛巾随时将药液淋于未浸泡部位，泡洗 15 ～ 20 分钟。

协助患者擦干皮肤、穿好衣服。 ← **浴毕**

观察询问 → 观察室温、药液温度是否符合要求，询问患者温度是否适宜，随时测温调节。观察患者面色、呼吸、汗出等情况，询问患者有无头晕、胸闷、心慌、恶心欲吐等不适。

泡洗后如出现汗出、面赤、心慌等，宜卧床休息半小时，及时擦干汗液并饮用适量温开水，注意保暖。 ← **告知**

整理 → 护送患者回病房，协助患者取舒适卧位，整理床单元及用物。

询问患者药浴感受，观察患者病情，无烫伤。 ← **操作评价**

记录

图 3-10-1　全身中药泡洗操作流程图

局部中药泡洗——中药坐浴

中药坐浴是局部中药泡洗的常用类型之一，是指将中药煎剂装在容器中，对局部进行泡洗，借助药液的温热之力及药物本身的功效，使药物的有效成分通过皮肤、黏膜、经络进入人体，从而达到疏经通络、活血化瘀、祛风除湿、消肿止痛、祛瘀生新等目的的一种外治方法。

一、适应证

1. 肛肠科疾病：痔疮、肛周脓肿、肛瘘、肛裂、肛门瘙痒、脱肛、肛周感染、肛门疾病术后等。

2. 妇科疾病：盆腔感染、外阴感染、阴道瘙痒、阴部湿疹、带下病等。

3. 其他：尿潴留、前列腺炎。

二、评估内容

1. 了解患者当前主要症状、体征、既往史、药物过敏史、心理状况。

2. 了解女性患者是否处于月经期或妊娠期。

3. 了解患者坐浴部位皮肤情况。

4. 评估患者的体质、对热的耐受程度。

5. 评估治疗环境是否符合患者隐私保护和保暖要求。

三、用物准备

中药煎剂、坐浴盆、坐浴椅、水温计、大浴巾、小方巾、一次性中单、一次性坐浴袋，必要时备屏风。

四、操作流程

（一）操作前准备

1. 仪表大方，举止端庄，态度和蔼，洗手，戴口罩。

2. 携用物至患者床旁，核对床号、姓名、年龄、诊断等信息，询问二便需求，向患者解释操作目的、方法及配合事项。

3.调节适宜的室温。

4.准备药液。在坐浴盆内套入一次性坐浴袋，将药液倒入坐浴盆内（或将浓缩的中药煎剂用温开水稀释），药液温度为 40 ～ 45 ℃，置坐浴盆于坐浴椅上。

（二）操作中

1.体位。协助患者暴露坐浴部位，取合适体位，注意患者保暖。

2.泡洗。协助患者坐在坐浴盆内，臀部完全浸泡在药液中，用小方巾对泡洗部位不断进行擦洗，使皮肤皱褶处达到泡洗的目的。局部有伤口者泡洗 5 ～ 10 分钟，无伤口者泡洗 15 ～ 20 分钟。

3.观察。

（1）观察室温、药液温度是否符合要求，询问患者温度是否适宜，随时测温调节。

（2）观察患者面色、呼吸、汗出等情况，询问患者有无头晕、胸闷、心慌等不适。

（三）操作后

1.协助患者擦干局部皮肤、整理衣物，询问患者的感受，观察患者局部皮肤情况。

2.协助患者取舒适卧位，整理床单元。

3.交代注意事项。嘱患者坐浴后适当饮温开水，注意保暖，避免受凉。

4.再次核对患者信息，致谢。

5.洗手，记录。

五、注意事项

1.坐浴间室温适宜（24 ～ 26 ℃），适当通风，注意患者保暖。

2.随时测量药液温度并调节，保持药液温度适宜，防止患者烫伤或受凉。

3.中药坐浴不宜在空腹或饱腹状态下进行，应在餐后 30 分钟进行。

4.加强巡视，注意观察患者的面色、呼吸、汗出等情况，如出现头晕、胸闷、心慌等不适症状，停止坐浴，并报告医生。

5.女性在月经期、妊娠期、产后 2 周、阴道出血、盆腔急性炎症期及出血性疾病患者不宜坐浴。

6. 坐浴盆一人一物一消毒，避免交叉感染。

六、常见并发症及处理

1. 虚脱。停止坐浴，协助患者起浴，注意保暖，予患者卧床休息，口服葡萄糖水，监测患者生命体征直至症状缓解。

2. 烫伤。遵医嘱予湿润烧伤膏外涂，覆盖无菌纱布保护患者局部皮肤。

3. 药物过敏。暂停坐浴，用温水冲净皮肤，注意观察皮疹、红斑消退情况，必要时遵医嘱使用抗组胺药物。

七、评分标准

中药坐浴操作考核评分标准如表 3-10-2 所示。

表 3-10-2　中药坐浴操作考核评分标准

（满分 100 分）

项目		评分要点	分值	得分	扣分及原因
操作前准备 20 分	仪表	仪表大方，举止端庄，态度和蔼，洗手，戴口罩。	3		
	核对	核对医嘱、治疗单，核对信息完整、准确无误。	5		
	评估	1. 了解患者当前主要症状、体征、既往史、药物过敏史、心理状况。 2. 了解女性患者是否处于月经期或妊娠期。 3. 了解患者坐浴部位皮肤情况。 4. 评估患者的体质、对热的耐受程度。 5. 评估治疗环境是否符合患者隐私保护和保暖要求。	8		
	用物准备	中药煎剂、坐浴盆、坐浴椅、水温计、大浴巾、小方巾、一次性中单、一次性坐浴袋，必要时备屏风。	4		

续表

项目		评分要点	分值	得分	扣分及原因
操作过程 60 分	核对告知	携用物至患者床旁，核对床号、姓名、年龄、诊断等信息，询问二便需求，向患者解释操作目的及配合事项。调节适宜的室温。	5		
	体位	协助患者暴露坐浴部位，取合适体位，注意患者保暖。	3		
	配液、测温	在坐浴盆内套入一次性坐浴袋，将药液倒入坐浴盆内（或将浓缩的中药煎剂用温开水稀释），药液温度为 40～45 ℃，置坐浴盆于坐浴椅上。	7		
	泡洗	协助患者坐在坐浴盆内，臀部完全浸泡在药液中，用小方巾对泡洗部位不断进行擦洗，使皮肤皱褶处达到泡洗的目的。局部有伤口者泡洗 5～10 分钟，无伤口者泡洗 15～20 分钟。	20		
	浴毕	协助患者擦干局部皮肤、整理衣物。	6		
	观察	1. 观察室温、药液温度是否符合要求，询问患者温度是否适宜，随时测温调节。 2. 观察患者面色、呼吸、汗出等情况，询问患者有无头晕、胸闷、心慌等不适。	8		
	整理	协助患者取舒适卧位，整理床单元及用物。	3		
	交代注意事项	坐浴后适当饮温开水，注意保暖，避免受凉。	8		

续表

项目		评分要点	分值	得分	扣分及原因
终末质量 20分	操作后评价	1.语言通俗易懂，态度和蔼，沟通有效。 2.全过程动作熟练、规范、符合操作原则。 3.患者配合操作、无不良反应。	8		
	记录	记录及时、完整、准确。	2		
	回答问题	1.目的：借助药液的温热之力及药物本身的功效，使药物的有效成分通过皮肤、黏膜、经络进入人体，从而达到疏经通络、活血化瘀、祛风除湿、消肿止痛、祛瘀生新等目的。 2.注意事项。 （1）坐浴间室温适宜（24～26℃），适当通风，注意患者保暖。 （2）随时测量药液温度并调节，保持药液温度适宜，防止患者烫伤或受凉。 （3）中药坐浴不宜在空腹或饱腹状态下进行，应在餐后30分钟进行。 （4）加强巡视，注意观察患者的面色、呼吸、汗出等情况，如出现头晕、胸闷、心慌等不适症状，停止坐浴，并报告医生。 （5）女性在月经期、妊娠期、产后2周、阴道出血、盆腔急性炎症期及出血性疾病患者不宜坐浴。 （6）坐浴盆一人一物一消毒，避免交叉感染。	10		

八、操作流程图

中药坐浴操作流程如图 3-10-2 所示。

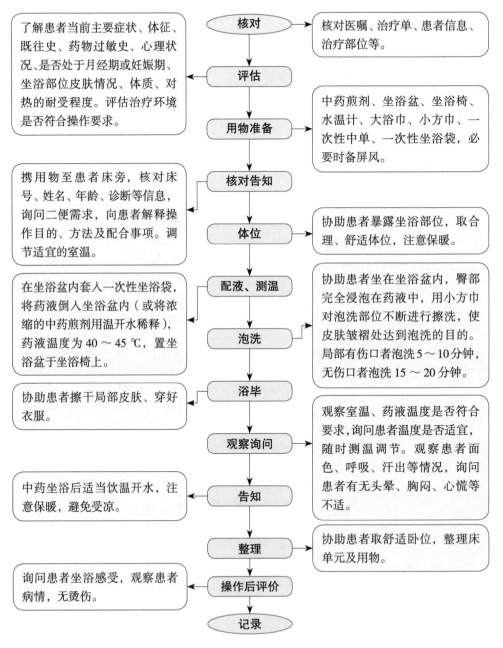

了解患者当前主要症状、体征、既往史、药物过敏史、心理状况、是否处于月经期或妊娠期、坐浴部位皮肤情况、体质、对热的耐受程度。评估治疗环境是否符合操作要求。

核对 ← 核对医嘱、治疗单、患者信息、治疗部位等。

评估

用物准备 → 中药煎剂、坐浴盆、坐浴椅、水温计、大浴巾、小方巾、一次性中单、一次性坐浴袋，必要时备屏风。

携用物至患者床旁，核对床号、姓名、年龄、诊断等信息，询问二便需求，向患者解释操作目的、方法及配合事项。调节适宜的室温。

核对告知

体位 → 协助患者暴露坐浴部位，取合理、舒适体位，注意保暖。

在坐浴盆内套入一次性坐浴袋，将药液倒入坐浴盆内（或将浓缩的中药煎剂用温开水稀释），药液温度为 40～45 ℃，置坐浴盆于坐浴椅上。

配液、测温

泡洗 → 协助患者坐在坐浴盆内，臀部完全浸泡在药液中，用小方巾对泡洗部位不断进行擦洗，使皮肤皱褶处达到泡洗的目的。局部有伤口者泡洗 5～10 分钟，无伤口者泡洗 15～20 分钟。

协助患者擦干局部皮肤、穿好衣服。

浴毕

观察询问 → 观察室温、药液温度是否符合要求，询问患者温度是否适宜，随时测温调节。观察患者面色、呼吸、汗出等情况，询问患者有无头晕、胸闷、心慌等不适。

中药坐浴后适当饮温开水，注意保暖，避免受凉。

告知

整理 → 协助患者取舒适卧位，整理床单元及用物。

询问患者坐浴感受，观察患者病情，无烫伤。

操作后评价

记录

图 3-10-2　中药坐浴操作流程图

局部中药泡洗——中药足浴

中药足浴是局部中药泡洗的常用类型之一，是通过中药药液浸泡足部，借助药液温热之力刺激足底反射区，使药物的有效成分通过足部皮肤毛窍、腧穴双重吸收、经络传导，由表及里而达五脏六腑，散布洒陈于百脉，以达到治疗疾病目的的一种外治方法。该疗法具有疏经通络、活血化瘀、消肿止痛、祛瘀生新等作用。

一、适应证

1.内科疾病：感冒、咳嗽、气管炎、支气管哮喘、慢性阻塞性肺炎，头晕、头痛、高血压、失眠、耳鸣，胃痛、慢性肠炎、便秘，风湿或类风湿关节炎等。

2.外科疾病：下肢血栓闭塞性脉管炎、下肢静脉曲张、趾甲炎等。

3.皮肤类疾病：足部湿疹、足癣、银屑病、皮肤瘙痒等。

4.骨伤类疾病：足跟痛，腰痛，坐骨神经痛，骨折后期疼痛、肿胀、痉挛、关节僵硬等。

二、评估内容

1.了解患者当前主要症状、体征、既往史、药物过敏史、心理状况。

2.了解女性患者是否处于月经期或妊娠期。

3.了解患者足部、下肢感觉及皮肤情况。

4.评估患者的体质、对热的耐受程度。

5.评估治疗环境是否符合患者隐私保护和保暖要求。

三、用物准备

中药药液、浴桶或电动足浴盆、浴巾、毛巾、水温计、一次性足浴袋。

四、操作流程

（一）操作前准备

1.仪表大方，举止端庄，态度和蔼，洗手，戴口罩。

2.携用物至患者床旁，核对床号、姓名、年龄、诊断等信息，询问二便需求，向患者解释操作目的、方法及配合事项。

3.调节适宜的室温。

4.将一次性足浴袋套入足浴盆内。

5.准备药液。将药液倒入足浴盆内（或将浓缩的中药煎剂用温开水稀释），药液温度为 40～45 ℃。

（二）操作中

1.体位。协助患者取舒适坐位，卷裤至膝上，暴露小腿及足部，注意患者保暖。

2.泡洗。协助患者将双足浸泡在药液中至小腿 1/2，协助或指导患者用毛巾随时将药液淋于未浸泡部位；泡洗 30～40 分钟，以患者身体微微出汗为宜。

3.观察。

（1）观察室温、药液温度是否符合要求，询问患者温度是否适宜，随时测温调节。

（2）观察患者的面色、呼吸、汗出等情况，询问患者有无头晕、胸闷、心慌等不适。

（三）操作后

1.协助患者擦干局部皮肤、整理衣物，询问患者的感受，观察患者局部皮肤情况，协助患者取舒适卧位。

2.交代注意事项。中药足浴后多饮温开水，注意保暖，避免受凉。

3.再次核对患者信息，致谢。

4.洗手，记录。

五、注意事项

1.室温适宜（24～26 ℃），适当通风，注意患者保暖。

2.随时测量药液温度并调节，保持药液温度适宜，防止患者烫伤或受凉。

3.中药足浴不宜在空腹或饱腹状态下进行，应在餐后 30 分钟进行。

4.加强巡视，注意观察患者的面色、呼吸、汗出等情况，出现头晕、胸闷、心慌等不适症状，停止足浴，报告医生。

5.出血性疾病、下肢溃疡患者禁用。

6.足浴盆严格清洗消毒，接触皮肤的用物一人一物一消毒，避免交叉感染。

六、常见并发症及处理

1.虚脱。停止足浴，协助患者起浴，注意保暖，予患者卧床休息，口服葡萄糖水，监测患者生命体征直至症状缓解。

2.烫伤。遵医嘱予湿润烧伤膏外涂，覆盖无菌纱布保护患者局部皮肤。

3.药物过敏。暂停足浴，温水冲净皮肤，注意观察皮疹、红斑消退情况，必要时遵医嘱使用抗组胺药物。

七、评分标准

中药足浴操作考核评分标准如表 3-10-3 所示。

表 3-10-3 中药足浴操作考核评分标准

（满分 100 分）

项目		评分要点	分值	得分	扣分及原因
操作前准备 20 分	仪表	仪表大方，举止端庄，态度和蔼，洗手，戴口罩。	3		
	核对	核对医嘱、治疗单，核对信息完整、准确无误。	5		
	评估	1.了解患者当前主要症状、体征、既往史、药物过敏史、心理状况。 2.了解女性患者是否处于月经期或妊娠期。 3.了解患者足部、下肢感觉及皮肤情况。 4.评估患者的体质、对热的耐受程度。 5.评估治疗环境是否符合患者隐私保护和保暖要求。	8		
	用物准备	中药药液、浴桶或电动足浴盆、浴巾、毛巾、水温计、一次性足浴袋。	4		

续表

项目		评分要点	分值	得分	扣分及原因
操作过程 60 分	核对告知	携用物至患者床旁，核对床号、姓名、年龄、诊断等信息，询问二便需求，向患者解释操作目的及配合事项。调节适宜的室温。	5		
	体位	协助患者取舒适坐位，卷裤至膝上，暴露小腿及足部，注意患者保暖。	3		
	配液、测温	在足浴盆内套入一次性足浴袋，将药液倒入足浴盆内（或将浓缩的中药煎剂用温水稀释），药液温度为 40～45 ℃。	7		
	泡洗	协助患者将双足浸泡在药液中至小腿 1/2，协助或指导患者用毛巾随时将药液淋于未浸泡部位；泡洗 30～40 分钟，以患者身体微微出汗为宜。	20		
	浴毕	协助患者擦干局部皮肤、整理衣物。	6		
	观察	1. 观察室温、药液温度是否符合要求，询问患者温度是否适宜，随时测温调节。 2. 观察患者的面色、呼吸、汗出等情况，询问患者有无头晕、胸闷、心慌等不适。	8		
	整理	协助患者取舒适卧位，整理床单元及用物。	3		
	交代注意事项	中药足浴后多饮温开水，注意保暖，避免受凉。	8		

续表

项目		评分要点	分值	得分	扣分及原因
终末质量 20分	操作后评价	1.语言通俗易懂，态度和蔼，沟通有效。 2.全过程动作熟练、规范，符合操作规则。 3.患者配合操作、无不良反应。	8		
	记录	记录及时、完整、准确。	2		
	回答问题	1.目的：借助药液温热之力刺激足底反射区，起到疏经通络、活血化瘀、消肿止痛、祛瘀生新等作用。 2.注意事项。 （1）室温适宜（24～26℃），适当通风，注意患者保暖。 （2）随时测量药液温度并调节，保持药液温度适宜，防止患者烫伤或受凉。 （3）中药足浴不宜在空腹或饱腹状态下进行，应在餐后30分钟进行。 （4）加强巡视，注意观察患者的面色、呼吸、汗出等情况，出现头晕、胸闷、心慌等不适症状，停止足浴，报告医生。 （5）出血性疾病、下肢溃疡患者禁用。 （6）足浴盆严格清洗消毒，接触皮肤的用物一人一物一消毒，避免交叉感染。	10		

八、操作流程图

中药足浴操作流程如图 3-10-3 所示。

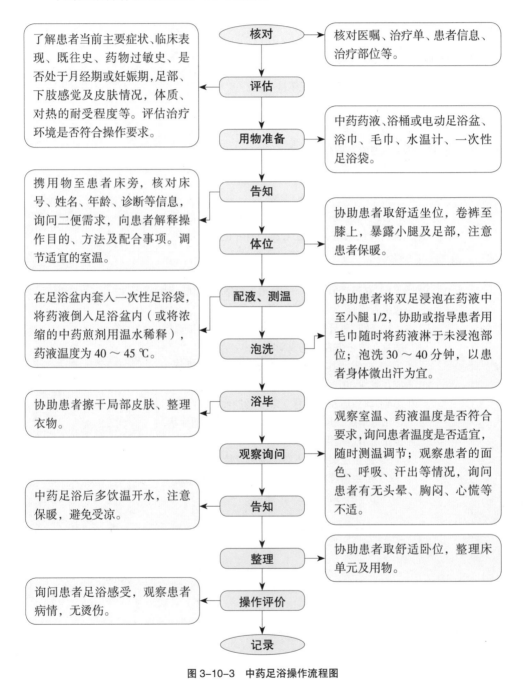

了解患者当前主要症状、临床表现、既往史、药物过敏史、是否处于月经期或妊娠期、足部、下肢感觉及皮肤情况、体质、对热的耐受程度等。评估治疗环境是否符合操作要求。

核对 → 核对医嘱、治疗单、患者信息、治疗部位等。

评估

用物准备 → 中药药液、浴桶或电动足浴盆、浴巾、毛巾、水温计、一次性足浴袋。

携用物至患者床旁，核对床号、姓名、年龄、诊断等信息，询问二便需求，向患者解释操作目的、方法及配合事项。调节适宜的室温。

告知

体位 → 协助患者取舒适坐位，卷裤至膝上，暴露小腿及足部，注意患者保暖。

在足浴盆内套入一次性足浴袋，将药液倒入足浴盆内（或将浓缩的中药煎剂用温水稀释），药液温度为 40～45℃。

配液、测温 → 协助患者将双足浸泡在药液中至小腿 1/2，协助或指导患者用毛巾随时将药液淋及未浸泡部位；泡洗 30～40 分钟，以患者身体微出汗为宜。

泡洗

协助患者擦干局部皮肤、整理衣物。

浴毕

观察询问 → 观察室温、药液温度是否符合要求，询问患者温度是否适宜，随时测温调节；观察患者的面色、呼吸、汗出等情况，询问患者有无头晕、胸闷、心慌等不适。

中药足浴后多饮温开水，注意保暖，避免受凉。

告知

整理 → 协助患者取舒适卧位，整理床单元及用物。

询问患者足浴感受，观察患者病情，无烫伤。

操作评价

记录

图 3-10-3　中药足浴操作流程图

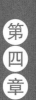

第四章

针刺疗法

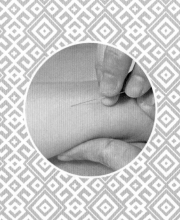

第一节 穴位注射法

穴位注射法，又称水针疗法，是根据中医经络理论和药物治疗原理，选择穴位或疾病反应点，将药物注射入其内的一种技术操作方法。它将针刺与药物对穴位的渗透刺激作用及药物的药理作用结合在一起，发挥综合效能而达到治疗疾病的目的。

一、针具与穴位选择

（一）针具选择

根据使用药物的剂量及针刺的深度，选用不同规格的注射器和针头。常用注射器规格为 1 mL（用于耳穴和眼区穴位）、2 mL 和 5 mL，可选择 5 ～ 7 号注射针头。

（二）穴位选择

选穴原则同针刺法，一般 2 ～ 4 穴 / 次，不宜过多，以精为要。按一般针刺治疗时的处方原则，根据不同疾病，选择相应的主治穴位。胸腹腰背部可选用触诊时阳性反应明显的腧穴、募穴，亦可选用沿经络分布所触到的压痛点和阿是穴进行注射。取穴方法此节仅介绍手指同身寸定位法（图 4-1-1）。

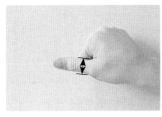
拇指同身寸

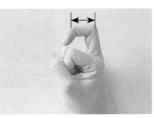
中指同身寸

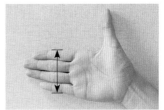
横指同身寸

图 4-1-1　手指同身寸定位法

二、常用药物选择与注射要点

（一）常用药物

原则上凡可肌内注射用的药物，均可用于穴位注射，并适用于该药物所治的病症。用药量因注射部位和药物的性质不同有所不同。刺激性较大的药物以及特异性药物（如阿托品等）一般用量较小，即小剂量穴位注射，每次用量多为原药物剂量的 1/5 ～ 1/2；刺激性较小的药物用量较大。头面及耳穴用药量较小，四肢及腰背部肌肉丰厚处用药量较大。

（二）注射要点

按照肌内注射法消毒皮肤，排气、进针。运用提插手法调节针感，"得气"后回抽，无回血时将药液缓慢注入。并根据穴位所在的部位与病变组织的不同要求，决定针刺的角度及注射的深度（图 4-1-2、图 4-1-3）。一般体形瘦弱、年老体弱者或儿童，头面、耳部、四肢末梢及胸背等皮薄肉少处进针宜浅；体强形胖者、肌肉丰厚体壮者，四肢、肘、膝以上和臀部处进针宜深。一般疾病，用中等速度推注；慢性疾病体弱者，用轻刺激将药物缓慢推入；急性疾病体壮者，用强刺激将药物快速注入。如需注射较多药液时，可将注射针头由深部逐渐提到浅层，边提边推药，或将注射针头转换几个方向推药。

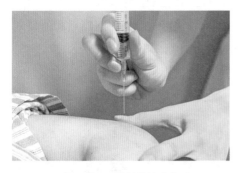

图 4-1-2　常规持针手法

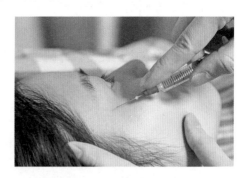

图 4-1-3　太阳穴注射持针手法

三、适应证

1. 头痛、心绞痛、胃脘痛、关节痛、腰腿痛等。

2. 咳嗽、支气管哮喘、高热、腹泻等。

3. 小儿麻痹后遗症、慢性鼻炎、斑秃、子宫脱垂、中风后遗症等。

4. 视神经萎缩、视神经炎、缺血性视神经病变、糖尿病性视网膜病变、视网膜动静脉阻塞、眼部挫伤等。

四、评估内容

1. 了解患者当前主要症状、体征、既往史、药物过敏史、心理状况。

2. 了解患者穴位注射部位的皮肤情况。

3. 评估患者对疼痛的耐受程度。

4. 评估室温是否适宜，治疗环境是否符合患者隐私保护和保暖要求。

五、用物准备

治疗盘、无菌治疗巾、型号适宜的一次性注射器、砂轮、皮肤消毒液、棉签、手消毒液、盛污容器、锐器盒、无菌方纱（折断安瓿用），遵医嘱备药液。

六、操作流程

（一）操作前准备

1. 仪表大方，举止端庄，态度和蔼，洗手，戴口罩。

2. 核对。

（1）注射单：床号、姓名、年龄、药名、剂量、浓度、用法、时间。

（2）药物：药名、剂量、生产批号、有效期，对光检查药液是否混浊、变色，有无沉淀、絮状物，药瓶有无裂痕。

（3）一次性注射器：合理选择注射器，核对有效期、包装完整性。

3. 将抽吸好的药液套上安瓿，放入治疗盘。

4. 携用物至患者床旁，核对床号、姓名、性别、年龄等信息。

5. 向患者解释操作目的、方法、药物作用及注意事项，取得患者配合。

6. 协助患者取合适体位，暴露注射部位。

7. 遵医嘱正确取穴，避开血管和瘢痕部位，用拇指点触测试患者局部感觉及反应，用十字指痕作标记。

（二）操作中

1.注射。

（1）再次核对，确认患者信息。

（2）消毒。常规消毒皮肤，消毒范围直径5 cm以上。

（3）从治疗盘中取吸好药液的注射器，再次核对治疗单与药物信息，排尽注射器内空气。

（4）注射。一手持注射器，另一手绷紧患者皮肤，用无痛快速进针法将针刺入穴位，探得酸胀等"得气"感后回抽针芯无回血，即可将药物缓慢注入。

（5）拔针。药液注射完毕后迅速拔出针头，用棉签按压进针点至不出血。

2.观察。

（1）针刺、注射药物过程中注意询问患者的感受，对正常的疼痛、酸胀感给予解释。

（2）若患者有触电感，应立即退针，更换角度后再进针。

（3）观察患者有无晕针，针头有无弯针、折针等现象。

（三）操作后

1.操作完毕，再次核对患者、药物信息。

2.询问患者注射后的感受，观察注射部位情况，交代患者注意事项。

（1）告知患者注射部位出现疼痛、酸胀的感觉属正常现象，随着药物的吸收会消失。

（2）注射部位避免搔抓、着水，以免感染。

3.协助患者整理衣物，取舒适体位，整理床单元，致谢。

4.洗手，记录。

5.按消毒技术规范要求分类整理使用过的物品。

七、注意事项

1.严格执行"三查七对"，遵守无菌操作原则，防止感染。

2.穴位注射时，应该向患者说明本疗法的特点和注射后的反应。

3.要注意药物的配伍禁忌及副作用，密切观察患者用药后的反应。

4. 患者过于饥饿、疲劳、精神紧张时，不宜立即进行穴位注射。

5. 药物不宜注入关节腔、血管内和脊髓腔。若药物误入关节腔，可致关节红肿、发热、疼痛；误入脊髓腔，有损伤脊髓的可能，严重者可导致瘫痪。

6. 风池穴近延髓，故应严格掌握针刺角度和深度，针刺深度应控制在颈围的1/10内，向鼻尖方向刺 0.5 ～ 0.8 寸，以免伤及延髓；脊柱两侧腧穴注射时，针尖斜向脊柱为宜；胸部注射宜浅，平刺或斜刺进针，避免直刺引起气胸。

7. 年老体弱者及初次接受治疗者，应根据注射部位选择合适的体位，注射部位不宜过多，以免晕针。

8. 孕妇的下腹部、腰骶部和三阴交、合谷穴等处，不宜用穴位注射法，以免引起流产。

八、常见并发症及处理

1. 晕针。注射过程中患者出现晕厥应立即停止注射，使患者平卧，头部稍低，注意保暖。轻者休息片刻，予温开水或糖水后，即可恢复；重者在上述处理的基础上，可掐水沟、内关、足三里等穴，也可艾灸百会、气海、关元等穴；若仍不省人事，应给予相应的救治措施。

2. 弯针。注射过程中针身在体内形成弯曲，应立即停止注射。如针梗轻微弯曲，应将针慢慢取出；如弯曲程度过大时，应顺着弯曲的方向取针；如由患者移动体位所致，应让患者慢慢恢复原来的体位，局部肌肉放松后，再将针缓慢取出。

3. 断针。断针是指针折断在体内。发生此种情况时，嘱患者切勿变动体位，以防断针向肌肉深部陷入。若残端部分针身显露于体外时，可用镊子将针取出；若断端与皮肤相平或稍凹陷于体内时，可用拇指、食指二指垂直向下挤压针孔两旁，使断针暴露体外，再用镊子将针取出；若断针完全深入皮下或肌肉深层时，应在 X 射线下定位，通过手术取出。

4. 局部酸胀不适。穴位注射后出现的局部酸胀不适感，一般可在 4 ～ 8 小时内自行缓解；如局部反应较重，用艾条温和灸，大多数能缓解；如局部红肿，伴有发热和其他全身症状，应及时查明原因，对症处理。

5. 血肿。血肿指注射部位皮下出血引起的肿痛现象。少量出血的局部小块青紫一般不必处理，可自行消退；如出血较多，局部肿胀疼痛剧烈，青紫面积较大时，可先冷敷，24 小时后再做热敷或局部按摩，以促进瘀血消散和吸收。

6.药物过敏。药物过敏是注入药物后机体产生的变态反应。药疹轻者可自行消退，重者予以脱敏治疗；如发生过敏性休克应立即予以急救措施。

九、评分标准

穴位注射法操作考核评分标准如表4-1-1所示。

表4-1-1　穴位注射法操作考核评分标准

（满分100分）

项目		评分要点	分值	得分	扣分及原因
操作前准备20分	仪表	仪表大方，举止端庄，态度和蔼，洗手，戴口罩。	3		
	核对	核对医嘱、治疗单，核对信息完整、准确无误。	5		
	评估	1.了解患者当前主要症状、临床表现、既往史、药物过敏史、心理状况。 2.了解患者穴位注射部位的皮肤情况。 3.评估患者对疼痛的耐受程度。 4.评估室温是否适宜，治疗环境是否符合患者隐私保护和保暖要求。	8		
	用物准备	治疗盘、无菌治疗巾、型号适宜的一次性注射器、砂轮、皮肤消毒液、棉签、手消毒液、盛污容器、锐器盒、无菌方纱（折断安瓿用），遵医嘱备药液。	4		
操作过程60分	核对告知	1.核对。 （1）注射单：床号、姓名、年龄、药名、剂量、浓度、用法、时间。 （2）药物：药名、剂量、生产批号、有效期，对光检查药液是否混浊、变色，有无沉淀、絮状物，药瓶有无裂痕。 （3）一次性注射器：合理选择注射器，核对有效期、包装完整性。 2.告知。携用物至患者床旁，核对床号、姓名、性别、年龄等信息。向患者解释操作目的、方法、药物作用及注意事项，取得患者配合。	5		
	体位	协助患者取合适体位，暴露注射部位。	5		

续表

	项目	评分要点	分值	得分	扣分及原因
操作过程 60 分	操作	1.定穴。确定注射穴位，用拇指点触测试患者局部感觉及反应，用十字指痕作标记。 2.消毒。常规消毒皮肤，消毒范围直径 5 cm 以上。 3.再次核对。确认无误后，从治疗盘中取吸好药液的注射器，排尽注射器内空气。 4.注射。一手持注射器，另一手绷紧患者皮肤，用无痛快速进针法将针刺入穴位，探得酸胀等"得气"感后回抽针芯无回血，即可将药物缓慢注入。 5.拔针。药液注射完毕后迅速拔出针头，用棉签按压进针点至不出血。	30		
	观察	1.针刺、注射药物过程中注意询问患者的感受，对正常的疼痛、酸胀感给予解释。 2.若患者有触电感，应立即退针，改换角度后再进针。 3.观察患者有无晕针，针头有无弯针、折针等现象。	10		
	整理	操作完毕，再次核对，询问患者对操作的感受，协助患者整理衣物，安排舒适体位，整理床单元及用物。	5		
	交代注意事项	告知患者注射部位出现疼痛、酸胀的感觉属正常现象，随着药物的吸收会消失。注射部位避免搔抓、着水，以免感染。	5		
终末质量 20 分	操作后评价	1.语言通俗易懂，态度和蔼，沟通有效。 2.全过程动作熟练、规范，符合操作原则。 3.患者配合操作、无不良反应。	8		
	记录	记录及时、完整、准确。	2		

续表

项目		评分要点	分值	得分	扣分及原因
终末质量 20 分	回答问题	1.目的：协调阴阳、调整脏腑经络功能，从而刺激机体自身免疫系统，调节机体免疫功能。 2.注意事项。 （1）严格执行"三查七对"，遵守无菌操作原则，防止感染。 （2）穴位注射时，应该向患者说明本疗法的特点和注射后的反应。 （3）要注意药物的配伍禁忌及副作用，密切观察患者用药后的反应。 （4）患者过于饥饿、疲劳、精神紧张时，不宜立即进行穴位注射。 （5）药物不宜注入关节腔、血管内和脊髓腔。若药物误入关节腔，可致关节红肿、发热、疼痛；误入脊髓腔，有损伤脊髓的可能，严重者可导致瘫痪。 （6）风池穴近延髓，故应严格掌握针刺角度和深度，针刺深度应控制在颈围的 1/10 内，向鼻尖方向刺 0.5 ～ 0.8 寸，以免伤及延髓；脊柱两侧腧穴注射时，针尖斜向脊柱为宜；胸部注射宜浅，平刺或斜刺进针，避免直刺引起气胸。 （7）年老体弱者及初次接受治疗者，应根据注射部位选择合适的体位，注射部位不宜过多，以免晕针。 （8）孕妇的下腹部、腰骶部和三阴交、合谷穴等处，不宜用穴位注射法，以免引起流产。	10		

十、操作流程图

穴位注射法操作流程如图 4-1-4 所示。

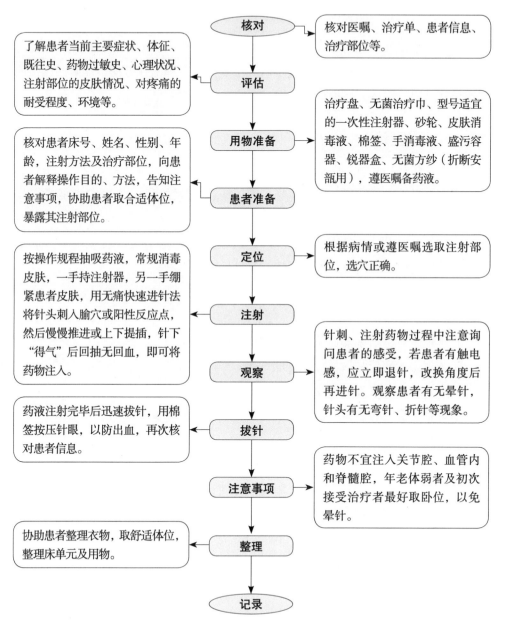

了解患者当前主要症状、体征、既往史、药物过敏史、心理状况、注射部位的皮肤情况、对疼痛的耐受程度、环境等。

核对患者床号、姓名、性别、年龄，注射方法及治疗部位，向患者解释操作目的、方法，告知注意事项，协助患者取合适体位，暴露其注射部位。

按操作规程抽吸药液，常规消毒皮肤，一手持注射器，另一手绷紧患者皮肤，用无痛快速进针法将针头刺入腧穴或阳性反应点，然后慢慢推进或上下提插，针下"得气"后回抽无回血，即可将药物注入。

药液注射完毕后迅速拔针，用棉签按压针眼，以防出血，再次核对患者信息。

协助患者整理衣物，取舒适体位，整理床单元及用物。

核对 —— 核对医嘱、治疗单、患者信息、治疗部位等。

评估

用物准备 —— 治疗盘、无菌治疗巾、型号适宜的一次性注射器、砂轮、皮肤消毒液、棉签、手消毒液、盛污容器、锐器盒、无菌方纱（折断安瓿用），遵医嘱备药液。

患者准备

定位 —— 根据病情或遵医嘱选取注射部位，选穴正确。

注射

观察 —— 针刺、注射药物过程中注意询问患者的感受，若患者有触电感，应立即退针，改换角度后再进针。观察患者有无晕针，针头有无弯针、折针等现象。

拔针

注意事项 —— 药物不宜注入关节腔、血管内和脊髓腔，年老体弱者及初次接受治疗者最好取卧位，以免晕针。

整理

记录

图 4-1-4 穴位注射法操作流程图

第二节　自血疗法

自血疗法是抽取患者少量静脉血，再注入其自体穴位的疗法。自血疗法是结合中医基础理论、经络理论与西医学研究于一体的一种治疗方法，能刺激机体的非特异性反应，调节人体内环境，尤其对皮肤病治疗效果良好。

一、适应证

1.内科疾病：感冒、头痛、三叉神经痛、胃病、类风湿性关节炎、过敏性鼻炎、哮喘、慢性支气管炎、肝胆疾病、糖尿病、过敏性哮喘、过敏性结肠炎等。

2.外科疾病：腰痛、颈椎病、软组织损伤等。

3.皮肤科疾病：白癜风、慢性荨麻疹、全身皮肤瘙痒症、泛发性湿疹和皮炎、过敏性紫癜、银屑病、慢性湿疹、复发性疖肿、斑秃等。

二、评估内容

1.了解患者当前主要症状、体征、既往史、过敏史、心理状况。

2.了解患者穴位注射部位的皮肤情况。

3.评估患者对疼痛的耐受程度。

4.评估室温是否适宜，治疗环境是否符合患者隐私保护和保暖要求。

三、用物准备

皮肤消毒液、治疗盘、2～5 mL一次性无菌注射器、无菌手套、棉签、4.5～6号一次性无菌注射针头、止血带、弯盘、手消毒液、锐器盒、污物桶等。

四、操作流程

（一）操作前准备

1.仪表大方，举止端庄，态度和蔼，洗手，戴口罩。

2. 核对。

（1）注射单：床号、姓名、年龄、注射穴位、时间。

（2）一次性注射器：合理选择注射器，核对有效期、包装完整性。

3. 携用物至患者床旁，核对床号、姓名、性别、年龄等信息。

4. 向患者解释操作目的、方法、作用及注意事项，取得患者配合。

5. 协助患者取合适体位，暴露注射部位。

（二）操作中

1. 注射。

（1）定穴并消毒。确定注射穴位，用拇指点触测试患者局部感觉及反应，用十字指痕作标记。常规消毒皮肤。

（2）抽血。戴无菌手套，根据所选穴位及所需抽血量选择合适的注射器，按照静脉采血流程规范抽取静脉血 2 ～ 4 mL，拔出针头，局部按压止血。

（3）注射血液。右手持注射器，左手拇指及中指绷紧患者局部皮肤，针尖呈 45°～ 90°角迅速刺入穴位，上下提插至有"得气"感，即将血液缓慢注入，每穴注射血液量为 1 ～ 2 mL，每次取 3 ～ 6 穴（图 4-2-1）。

（4）拔针。注射完毕后，迅速拔出针头，用棉签按压进针点至不出血。

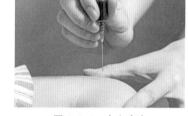

图 4-2-1　自血疗法

2. 观察。

（1）针刺、注射血液过程中注意询问患者的感受，对正常的疼痛、酸胀感给予解释。

（2）若患者有触电感，应立即退针，改换角度后再进针。

（3）观察患者有无晕针，针头有无弯针、折针等现象。

（三）操作后

1. 操作完毕，再次核对患者信息。

2. 询问患者注射后的感受，观察注射部位情况，交代患者注意事项。

（1）告知患者注射部位出现疼痛、酸胀的感觉属正常现象。

（2）注射部位避免搔抓、着水，以免感染。

3. 协助患者整理衣物，取舒适体位，整理床单元，致谢。

4. 洗手，记录。

5. 按消毒技术规范要求分类整理使用过的物品。

五、注意事项

1. 严格执行"三查七对"，遵守无菌操作原则，防止感染。

2. 熟练掌握穴位的部位和注射的深度，避开血管丰富部位，避免刺伤神经和血管。

3. 患者有触电感时应退针换角度再推注，必要时拔针。

4. 局部皮肤有感染、瘢痕或有出血倾向及高度水肿者禁止注射。

5. 患者疲乏、饥饿、精神高度紧张时慎操作。

6. 切勿将针身全部刺入，以防断针。

7. 尽量让患者取舒适体位，做好心理准备，以免晕针。

六、常见并发症及处理

参考第四章第一节"八、常见并发症及处理"的方法。

七、评分标准

自血疗法操作考核评分标准如表 4-2-1 所示。

表 4-2-1　自血疗法操作考核评分标准

（满分 100 分）

项目		评分要点	分值	得分	扣分及原因
操作前准备 20 分	仪表	仪表大方，举止端庄，态度和蔼，洗手，戴口罩。	3		
	核对	核对医嘱、治疗单，核对信息完整、准确无误。	5		
	评估	1. 了解患者当前主要症状、体征、既往史、过敏史、心理状况。 2. 了解患者穴位注射部位的皮肤情况。 3. 评估患者对疼痛的耐受程度。 4. 评估室温是否适宜，治疗环境是否符合患者隐私保护和保暖要求。	8		

续表

项目		评分要点	分值	得分	扣分及原因
操作前准备 20分	用物准备	皮肤消毒液、治疗盘、2～5 mL 一次性无菌注射器、无菌手套、棉签、4.5～6 号一次性无菌注射针头、止血带、弯盘、手消毒液、锐器盒、污物桶等。	4		
操作过程 60分	核对告知	1.核对。 （1）注射单：床号、姓名、年龄、注射穴位、时间。 （2）一次性注射器：合理选择注射器，核对有效期、包装完整性。 （3）携用物至患者床旁，核对床号、姓名、性别、年龄等信息。 2.告知。向患者解释操作目的、方法、作用及注意事项，取得患者配合。	5		
	体位	协助患者取合适体位，暴露注射部位。	5		
	操作	1.定穴并消毒。确定注射穴位，用拇指点触测试患者局部感觉及反应，用十字指痕作标记。常规消毒皮肤。 2.抽血。戴无菌手套，根据所选穴位及所需抽血量选择合适的注射器，按照静脉采血流程规范抽取静脉血2～4 mL，拔出针头，局部按压止血。 3.注射血液。右手持注射器，左手拇指及中指绷紧患者局部皮肤，针尖呈45°～90°角迅速刺入穴位，上下提插至有"得气"感，即将血液缓慢注入，每穴注射血液量为1～2 mL，每次取3～6穴。 4.拔针。注射完毕后，迅速拔出针头，用棉签按压进针点至不出血。	35		

续表

项目		评分要点	分值	得分	扣分及原因
操作过程 60分	观察	1.针刺、注射血液过程中注意询问患者的感受，对正常的疼痛、酸胀感给予解释。 2.若患者有触电感，应立即退针，改换角度后再进针。 3.观察患者有无晕针，针头有无弯针、折针等现象。	5		
	整理	操作完毕，再次核对患者信息，询问患者对操作的感受，协助患者整理衣物，取舒适体位，整理床单元及用物。	5		
	交代注意事项	1.告知患者注射部位出现疼痛、酸胀的感觉属正常现象。 2.注射部位避免搔抓、着水，以免感染。	5		
终末质量 20分	操作后评价	1.语言通俗易懂，态度和蔼，沟通有效。 2.全过程动作熟练、规范，符合操作原则。 3.患者配合操作、无不良反应。	8		
	记录	记录及时、完整、准确。	2		
	回答问题	1.目的：协调阴阳、调整脏腑经络功能，从而刺激机体自身免疫系统，调节机体免疫功能。 2.注意事项。 （1）严格执行"三查七对"，遵守无菌操作原则，防止感染。 （2）熟练掌握穴位的部位和注射的深度，避开血管丰富部位，避免刺伤神经和血管。 （3）患者有触电感时应退针换角度再推注，必要时拔针。 （4）局部皮肤有感染、瘢痕或有出血倾向及高度水肿者禁止注射。 （5）患者疲乏、饥饿、精神高度紧张时慎操作。 （6）切勿将针身全部刺入，以防断针。 （7）尽量让患者取舒适体位，做好心理准备，以免晕针。	10		

八、操作流程图

自血疗法操作流程如图 4-2-2 所示。

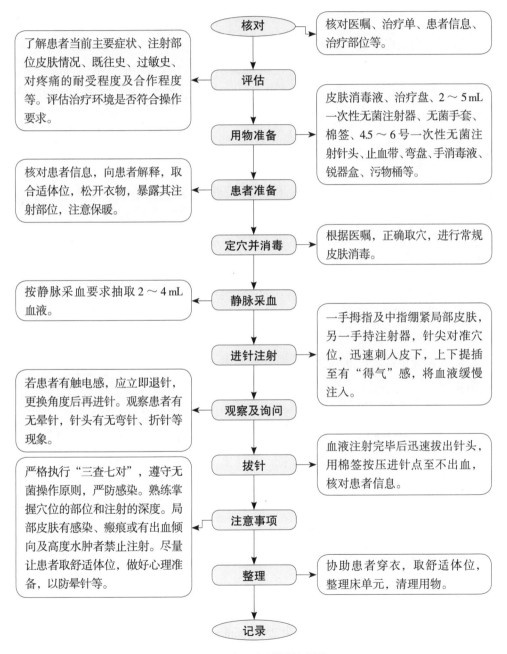

图 4-2-2　自血疗法操作流程图

第三节　腕踝针法

腕踝针法是在腕部、踝部选取特定的进针点，用毫针循肢体纵轴沿皮下刺入一定长度以治疗疾病的疗法。该疗法激发聚于十二经脉的"根、本"部的气血，通过经络循行而弥散于人体各部，促进气血运行，以调整脏腑的功能，达到防治疾病的目的。

一、适应证

1. 疼痛性疾病：头痛、牙痛、术后疼痛、癌痛等。

2. 神经精神疾病：眩晕、偏瘫、失眠、焦虑、创伤后应激障碍等。

3. 内科疾病：感冒、呃逆、呕吐、便秘、腹胀、排尿困难等。

4. 妇科疾病：痛经、产后遗尿等。

5. 儿科疾病：小儿惊哭、小儿遗尿、抽动秽语综合征等。

6. 皮肤科疾病：瘙痒、荨麻疹、冻疮、接触性皮炎等。

7. 五官科疾病：麦粒肿、流泪、耳鸣、鼻炎等。

8. 外科骨伤疾病：淋巴管炎、急性乳腺炎、急性腰扭伤、肩背肌筋膜炎、静脉曲张等。

二、评估内容

1. 了解患者当前主要症状、体征、既往史、过敏史、心理状况。

2. 了解女性患者是否处于月经期或妊娠期。

3. 了解患者局部皮肤情况。

4. 评估患者对疼痛的耐受程度。

5. 评估治疗环境光线是否充足。

三、用物准备

一次性不锈钢针灸针（规格为 25.00 mm × 0.25 mm）、皮肤消毒剂、医用胶带、棉签、一次性无菌敷贴。

四、操作流程

（一）操作前准备

1. 仪表大方，举止端庄，态度和蔼，洗手，戴口罩。

2. 携用物至患者床边，核对床号、姓名、年龄、诊断等信息，询问二便需求，向患者解释操作目的、方法及配合事项。

3. 根据针刺部位选择合适体位，暴露针刺部位，注意患者保暖。

4. 定位。根据患者症状和体征定针刺点及进针方向。

5. 消毒。以进针点为中心进行局部皮肤消毒，直径大于 5 cm。

6. 检查针灸针。取出针灸针，检查针柄是否松动、针体有无弯折、针尖有无带钩等异常现象。

（二）操作中

1. 进针。再次核对患者信息，确认针刺部位，左手固定针刺点下部，右手持针柄（图 4-3-1），针尖朝向病变端，针身与皮肤呈 30°（图 4-3-2）快速刺入真皮下。

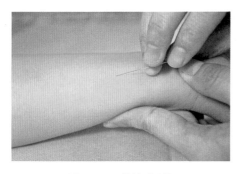 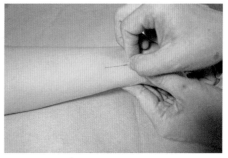

图 4-3-1　持针时手势　　　　　图 4-3-2　进针时手势

2. 行针、调针。将针紧贴皮肤表面，刺入皮下浅层。若皮下有阻力或进针点出现酸、麻、胀、沉、痛等感觉，需进行调针。

3. 留针。用一次性无菌敷贴固定针柄，让患者活动针刺侧肢体，询问有无不适（图 4-3-3）。留针 20 ~ 30 分钟，病情严重者适当延长留针时间，但不超过 48 小时。

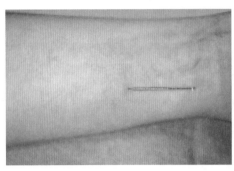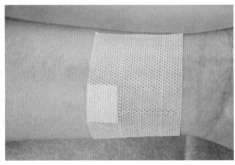

图4-3-3　固定、留针

4. 询问患者有无不适，观察有无晕针，针头有无弯针、折针，以及有无出血等现象。

5. 起针。一手捻动针柄，将针退至皮下，迅速拔出，另一手拇（食）指按压针眼周围皮肤，轻压片刻，防止出血，检查针数，以防遗漏。

（三）操作后

1. 协助患者取舒适体位，整理床单元。

2. 询问患者感受，评估治疗效果，观察针刺部位有无出血。

3. 交代注意事项。告知患者可适当活动留针侧肢体，出现任何不适及时告知；一般留针20～30分钟，病情严重者适当延长留针时间，但不超过48小时。

4. 再次核对患者信息，致谢。

5. 洗手，记录。

6. 按消毒技术规范要求分类整理使用过的物品。

五、注意事项

1. 严格无菌操作，防止针刺部位感染。

2. 根据患者病症所在部位准确定位及确定进针方向。

3. 针刺方法正确。要求针身与皮肤呈30°进行皮下浅刺，针身仅在真皮，即横卧在真皮下，针刺方向朝向症状端。

4. 行针以下端有松软感为宜，不捻转、不提插，一般无酸、麻、胀感，如患者出现针感时，应及时调整进针的深度和方向。

5. 操作过程中注意观察患者有无不良反应，如出现晕针、皮下出血等，及时处理。

6. 患者在饥饿、疲乏或精神高度紧张时，皮肤感染、溃疡、有瘢痕或肿瘤的部位，以及有出血倾向、高度水肿者不宜针刺。女性正常月经期、妊娠期3个月内不宜针刺。

六、常见并发症及处理

1. 晕针。立即停止针刺，并将已刺入的针全部拔出；注意患者保暖，平卧，松解衣带。轻者静卧片刻，重者报告医生并协助处理。

2. 滞针。做好患者的安抚和解释工作，缓解局部痉挛。

3. 断针。用手术镊钳住针身尾部拔出即可，若其他部位断裂则须切皮取针。

七、评分标准

腕踝针法操作考核评分标准如表4-3-1所示。

表 4-3-1　腕踝针法操作考核评分标准

（满分100分）

项目		评分要点	分值	得分	扣分及原因
操作前准备 20分	仪表	仪表大方，举止端庄，态度和蔼，洗手，戴口罩。	3		
	核对	核对医嘱、治疗单，核对信息完整、准确无误。	5		
	评估	1. 了解患者当前主要症状、体征、既往史、过敏史、心理状况。 2. 了解女性患者是否处于月经期或妊娠期。 3. 了解患者局部皮肤情况。 4. 评估患者对疼痛的耐受程度。 5. 评估治疗环境光线是否充足。	8		
	用物准备	一次性不锈钢针灸针（规格为25.00 mm×0.25 mm）、皮肤消毒剂、医用胶带、棉签、一次性无菌敷贴。	4		

续表

项目		评分要点	分值	得分	扣分及原因
操作过程60分	核对告知	携用物至患者床边，核对床号、姓名、年龄、诊断等信息，询问二便需求，向患者解释操作目的、方法及配合事项。	5		
	体位	根据针刺部位选择合适体位，暴露针刺部位，注意患者保暖。	2		
	定位	根据患者症状和体征定针刺点及进针方向。	5		
	消毒	以进针点为中心进行局部皮肤消毒，直径大于5 cm。	5		
	检查针灸针	取出针灸针，检查针柄是否松动、针体有无弯折、针尖有无带钩等异常现象。	2		
	进针	再次核对患者信息，确认针刺部位，左手固定针刺点下部，右手持针柄，针尖朝向病变端，针身与皮肤呈30° 快速刺入真皮下。	8		
	行针、调针	将针紧贴皮肤表面，刺入皮下浅层。若皮下有阻力或进针点出现酸、麻、胀、沉、痛等感觉，需进行调针。	7		
	留针	用一次性无菌敷贴固定针柄，让患者活动针刺侧肢体，询问有无不适。留针20～30分钟，病情严重者适当延长留针时间，但不超过48小时。	8		
	起针	一手捻动针柄，将针退至皮下，迅速拔出，另一手拇（食）指按压针眼周围皮肤，轻压片刻，防止出血，检查针数，以防遗漏。	5		
	观察	询问患者有无不适，观察有无晕针，针头有无弯针、折针，以及有无出血等现象。	5		

续表

项目		评分要点	分值	得分	扣分及原因
操作过程 60 分	整理	1.再次核对患者信息，协助患者取舒适体位，整理床单元。 2.按消毒技术规范要求分类整理使用过的物品。	3		
	交代注意事项	可适当活动留针侧肢体，出现任何不适及时告知；一般留针 20～30 分钟，病情严重者适当延长留针时间，但不超过 48 小时。	5		
终末质量 20 分	操作后评价	1.语言通俗易懂，态度和蔼，沟通有效。 2.全过程动作熟练、规范，符合操作原则。 3.患者配合操作、无不良反应。	8		
	记录	记录及时、完整、准确。	2		
	回答问题	1.目的：通过刺激经络，促进气血运行，以调整脏腑的功能，达到防治疾病的目的。 2.注意事项。 （1）严格无菌操作，防止针刺部位感染。 （2）根据患者病症所在部位准确定位及确定进针方向。 （3）针刺方法正确。要求针身与皮肤呈 30°进行皮下浅刺，针身仅在真皮，即横卧在真皮下，针刺方向朝向症状端。 （4）行针以下端有松软感为宜，不捻转、不提插，一般无酸、麻、胀感，如患者出现针感时，应及时调整进针的深度和方向。 （5）操作过程中注意观察患者有无不良反应，如出现晕针、皮下出血等，及时处理。 （6）患者在饥饿、疲乏或精神高度紧张时，皮肤感染、溃疡、有瘢痕或肿瘤的部位，以及有出血倾向、高度水肿者不宜针刺。女性正常月经期、妊娠期 3 个月内不宜针刺。	10		

八、操作流程图

腕踝针法操作流程如图 4-3-4 所示。

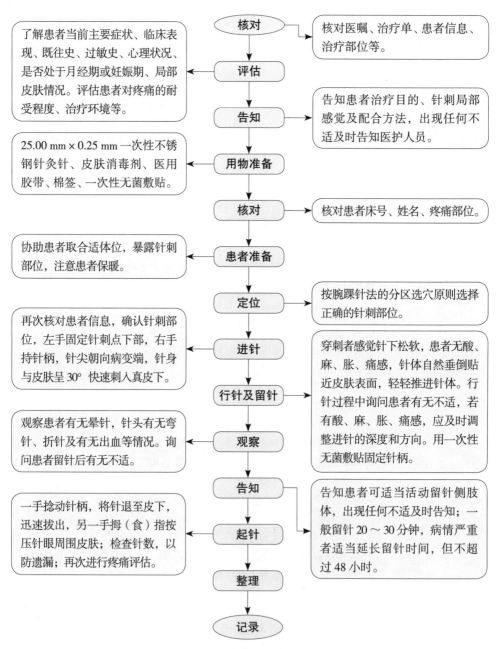

了解患者当前主要症状、临床表现、既往史、过敏史、心理状况、是否处于月经期或妊娠期、局部皮肤情况。评估患者对疼痛的耐受程度、治疗环境等。

核对 —— 核对医嘱、治疗单、患者信息、治疗部位等。

评估

告知 —— 告知患者治疗目的、针刺局部感觉及配合方法，出现任何不适及时告知医护人员。

25.00 mm × 0.25 mm 一次性不锈钢针灸针、皮肤消毒剂、医用胶带、棉签、一次性无菌敷贴。

用物准备

核对 —— 核对患者床号、姓名、疼痛部位。

协助患者取合适体位，暴露针刺部位，注意患者保暖。

患者准备

定位 —— 按腕踝针法的分区选穴原则选择正确的针刺部位。

再次核对患者信息，确认针刺部位，左手固定针刺点下部，右手持针柄，针尖朝向病变端，针身与皮肤呈 30° 快速刺入真皮下。

进针

行针及留针 —— 穿刺者感觉针下松软，患者无酸、麻、胀、痛感，针体自然垂倒贴近皮肤表面，轻轻推进针体。行针过程中询问患者有无不适，若有酸、麻、胀、痛感，应及时调整进针的深度和方向。用一次性无菌敷贴固定针柄。

观察患者有无晕针，针头有无弯针、折针及有无出血等情况。询问患者留针后有无不适。

观察

告知 —— 告知患者可适当活动留针侧肢体，出现任何不适及时告知；一般留针 20～30 分钟，病情严重者适当延长留针时间，但不超过 48 小时。

一手捻动针柄，将针退至皮下，迅速拔出，另一手拇（食）指按压针眼周围皮肤；检查针数，以防遗漏；再次进行疼痛评估。

起针

整理

记录

图 4-3-4　腕踝针法操作流程图

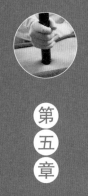

第五章

....

推拿手法

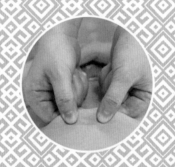

第一节　头部按摩法

头部按摩，又叫开天门，是运用推拿手法作用于头面部的腧穴，通过局部刺激使机体产生效应，疏通经络，促进血液循环，调动机体能力的一种治疗方法。具有发汗解表、开窍醒神、扶正祛邪、止痛等作用。除治疗疾病，此法还可以增强体质、改善睡眠。

一、适应证

适用于外感头痛、头晕头胀、神经衰弱、不寐、惊风、中风后遗症、小儿脑瘫等。

二、取穴

取上星、印堂、头维、攒竹、丝竹空、百会、太阳、风池、肩井等穴。

三、评估内容

1. 了解患者当前主要症状、体征、既往史、心理状况。

2. 了解患者体质及按摩部位皮肤情况。

3. 评估患者对疼痛的耐受程度。

4. 了解患者是否过饥、过饱或疲劳过度。

5. 评估治疗环境是否符合患者隐私保护和保暖要求。

四、用物准备

治疗车、治疗盘、润滑介质（姜汁、茶油、精油等）、毛巾、纱布 1～2 块、梳子、手消毒液。

五、操作流程

（一）操作前准备

1. 仪表大方，举止端庄，态度和蔼，洗手，戴口罩。

2. 携用物至患者床旁，核对床号、姓名、年龄、按摩部位等信息。

3. 告知患者开天门的治疗目的与配合要点，取得患者配合。

4. 协助患者取合适体位，暴露治疗部位，注意患者保暖，保护患者隐私。

5. 取穴。遵医嘱取穴，可参考以下头面部穴位。

（1）上星穴：前发际正中直上 1 寸。

（2）印堂穴：两眉头连线的中点。

（3）头维穴：位于头侧部，额角发际直上 0.5 寸，头正中线旁 4.5 寸。

（4）攒竹穴：位于眉头凹陷中，眶上切迹处。

（5）丝竹空穴：位于眉梢凹陷处。

（6）百会穴：在前发际正中直上 5 寸，两耳尖连线与头正中线交点处。

（7）太阳穴：在颞部，眉梢与目外眦间，向后约 1 横指凹陷处。

（8）风池穴：在颈后区，枕骨之下，胸锁乳突肌上端与斜方肌上端之间的凹陷处。

（9）肩井穴：在大椎穴与肩峰穴端连线的中点。

（二）操作中

根据患者症状、年龄及耐受性，选用适宜的手法和刺激强度进行按摩，以出现酸、麻、胀感，即有"得气"现象为宜。按摩频次一般每天 1 ～ 2 次或遵医嘱；每次 10 ～ 15 分钟，10 次为 1 个疗程，或遵医嘱。

1. 施治手法。

（1）一指禅推法。以拇指着力，前臂摆动，带动腕关节有节律地内外摆动，使所产生的力通过拇指持续地作用于治疗部位。

（2）指推法。拇指端或罗纹面着力于治疗部位，紧贴体表，其余四指置于拇指前方或相应位置以固定、助力，做单方向直线推动，压力平稳适中，速度缓慢、均匀。

（3）指按法。拇指端或罗纹面着力于治疗部位，紧贴体表，不可移动或突施暴力，其余四指张开置于相应位置以支撑助力，拇指垂直向下按压，由轻渐重，按而留之，缓慢且有节律性，亦可双手拇指重叠按压。

（4）指揉法。用手指螺纹面着力吸附于治疗部位，轻柔缓和有节律地环旋揉动。

2.实施步骤（图5-1-1）。

（1）患者取仰卧位，头下垫薄枕，全身放松，呼吸自然。

（2）双手涂抹润滑介质并搓热。

（3）推上星：双手拇指使用一指禅推法由印堂穴直推至上星穴36次。

（4）推头维：双手拇指交替，由印堂穴向上推至头维穴36次。

（5）推眉围（抹眉）：双手拇指自攒竹穴沿眉围穴推至丝竹空穴36次。

（6）梳理太阳经：五指分开，双手交替用手指指腹梳理太阳经10～20次。

（7）叩印堂：中指指腹叩击印堂穴36次。

（8）叩百会：中指指腹叩击百会穴36次。

（9）揉太阳穴：双手食指和中指顺时针按揉太阳穴10次、逆时针按揉太阳穴10次。

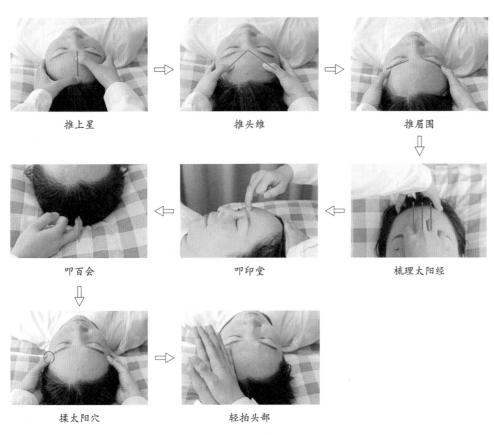

图 5-1-1　头部按摩流程

（10）轻拍头部：前额以印堂穴为中心轻拍→沿左侧眉骨上缘向左，以左太阳穴为中心轻拍至左耳轮脚→返回到前额→沿右侧眉骨上缘向右，以右太阳穴为中心轻拍至右耳轮脚→返回到前额→从印堂穴经上星穴到百会穴→返回到前额。共轻拍3分钟。

（11）收功：按压双侧风池穴、肩井穴，各5～10次。

3. 观察。

（1）施治过程中随时询问患者的耐受程度，适当调整力度、速度、手法。

（2）注意观察患者按摩部位皮肤情况，避免损伤。

（3）注意观察患者病情变化，如有头晕目眩、胸闷恶心、冷汗不止等不适，应立即停止治疗，及时报告医生，协助处理。

（三）操作后

1. 清洁患者皮肤，协助患者整理衣物，取舒适体位。

2. 询问患者操作后的感受，并清理用物。

3. 正确指导患者。按摩时局部皮肤潮红，出现酸、麻、胀感，即为"得气"，属正常现象；应卧床休息20分钟，注意保暖，防止着凉，忌食生冷、油腻、寒凉及酸辣刺激的食物。

4. 再次核对患者信息，致谢。

5. 洗手，记录。

六、注意事项

1. 根据患者的年龄、性别、病情、病位取合适体位，并采用适当的按摩手法。

2. 操作前应修剪指甲，避免损伤患者皮肤。

3. 为减少阻力和提高疗效，手上可蘸姜汁、茶油、精油等润滑介质。

4. 手法熟练，用力均匀、柔和、持久，禁用暴力和相反力，以防损伤组织。

5. 对年老体弱者手法宜轻柔，时间不宜过长，如患者出现面色苍白、心慌、四肢发冷、剧烈疼痛等症状，应立即停止治疗，并报告医师，协助处理。

6. 严重心脏病、出血性疾病、癌症、急性炎症及急性传染性疾病患者，以及妇女月经期、皮肤有破损部位均禁止按摩。

七、常见并发症及处理

1.皮肤破损及瘀斑。皮肤破损应立即停止治疗，及时报告医生，做好破损部位的消毒，必要时覆盖无菌方纱保护，保持局部皮肤清洁。局部小块瘀斑一般不必处理，3～5天可自然吸收消失。

2.疼痛。轻微疼痛无需特别处理，停止按摩1～2天后症状可缓解。如疼痛较为剧烈，可在局部施行红外线治疗或配合揉法等轻柔手法操作。经以上处理后症状仍不能缓解者，可酌情使用镇静镇痛类药物。

3.晕厥。患者若出现晕厥症状，应立即停止操作，并报告医生，协助处理。

八、评分标准

头部按摩法操作考核评分标准如表5-1-1所示。

表 5-1-1　头部按摩法操作考核评分标准

（满分 100 分）

项目		评分要点	分值	得分	扣分及原因
操作前准备 20 分	仪表	仪表大方，举止端庄，态度和蔼，洗手，戴口罩。	3		
	核对	核对医嘱、治疗单，核对信息完整、准确无误。	5		
	评估	1.了解患者当前主要症状、体征、既往史、心理状况。 2.了解患者体质及按摩部位皮肤情况。 3.评估患者对疼痛的耐受程度。 4.了解患者是否过饥、过饱或疲劳过度。 5.评估治疗环境是否符合患者隐私保护和保暖要求。	8		
	用物准备	治疗车、治疗盘、润滑介质（姜汁、茶油、精油等）、毛巾、纱布1～2块、梳子、手消毒液。	4		
操作过程 60 分	核对告知	携用物至患者床旁，核对床号、姓名、年龄、按摩部位等信息。告知患者开天门的治疗目的与配合要点，取得患者配合。	5		
	体位	协助患者取合适体位，暴露其治疗部位，注意患者保暖，保护患者隐私。	5		

续表

	项目	评分要点	分值	得分	扣分及原因
操作过程60分	按摩	1. 核对患者、按摩部位及方法；确定按摩部位，清洁皮肤。 2. 双手涂抹润滑介质并搓热。 3. 手法：一指禅推法、指推法、指按法、指揉法。 4. 按摩步骤。 （1）推上星：双手拇指使用一指禅推法由印堂穴直推至上星穴36次。 （2）推头维：双手拇指交替，由印堂穴向上推至头维穴36次。 （3）推眉围（抹眉）：双手拇指自攒竹穴沿眉围穴推至丝竹空穴36次。 （4）梳理太阳经：五指分开，双手交替用手指指腹梳理太阳经10～20次。 （5）叩印堂：中指指腹叩击印堂穴36次。 （6）叩百会：中指指腹叩击百会穴36次。 （7）揉太阳穴：双手食指和中指顺时针按揉太阳穴10次、逆时针按揉太阳穴10次。 （8）轻拍头部：前额以印堂穴为中心轻拍→沿左侧眉骨上缘向左，以左太阳穴为中心轻拍至左耳轮脚→返回到前额→沿右侧眉骨上缘向右，以右太阳穴为中心轻拍至右耳轮脚→返回到前额→从印堂穴经上星穴到百会穴→返回到前额。共轻拍3分钟。 （9）收功：按压双侧风池穴、肩井穴，各5～10次。	30		
	观察	1. 施治过程中随时询问患者的耐受程度，适当调整力度、速度、手法。 2. 注意观察患者按摩部位皮肤情况，避免损伤。 3. 注意观察患者病情变化，如有头晕目眩、胸闷恶心、冷汗不止等不适，应立即停止治疗，及时报告医生，协助处理。	10		

续表

项目		评分要点	分值	得分	扣分及原因
操作过程 60分	整理	清洁患者皮肤，协助患者整理衣物，取舒适体位，询问患者操作后的感受，并清理用物。	5		
	交代注意事项	按摩时局部皮肤潮红，出现酸、麻、胀感，即为"得气"，属正常现象；应卧床休息20分钟，注意保暖，防止着凉，忌食生冷、油腻、寒凉及酸辣刺激的食物。	5		
终末质量 20分	操作后评价	1.语言通俗易懂，态度和蔼，沟通有效。 2.全过程动作熟练、规范，符合操作原则。 3.患者配合操作、无不良反应。	8		
	记录	记录及时、完整、准确。	2		
	回答问题	1.目的：疏通经络，开窍醒神，调动机体抗病能力，达到防病治病、保健强身的目的。 2.注意事项。 （1）根据患者的年龄、性别、病情、病位取合适体位，并采用合适的按摩手法。 （2）操作前应修剪指甲，避免损伤患者皮肤。 （3）为减少阻力或提高疗效，手上可蘸姜汁、茶油、精油等润滑介质。 （4）手法熟练，用力均匀、柔和、持久，禁用暴力和相反力，以防损伤组织。 （5）对年老体弱者手法宜轻柔，时间不宜过长，如患者出现面色苍白、心慌、四肢发冷、剧烈疼痛等症状，应立即停止治疗，并报告医生，协助处理。 （6）严重心脏病、出血性疾病、癌症、急性炎症及急性传染性疾病患者，以及妇女月经期、皮肤有破损部位均禁止按摩。	10		

九、操作流程图

头部按摩法操作流程如图 5-1-2 所示。

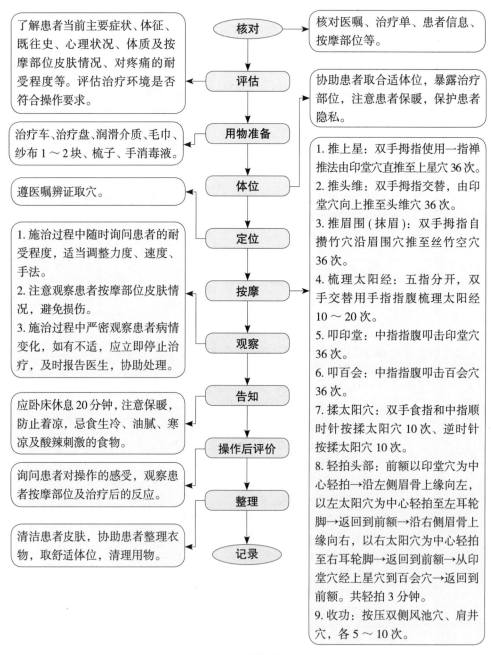

图 5-1-2 头部按摩法操作流程图

第二节 药棒穴位按摩法

药棒穴位按摩法是指在局部穴位的皮肤上涂抹药酒后，用特制的木棒运用叩击、点按、滚揉等手法对相应经络、穴位进行刺激，通过药物及手法的作用达到调节机体阴阳气血、防病祛病目的的一种方法。

一、适应证

适用于中风偏瘫后的肢体麻木、浅表感觉迟钝、活动不利、损伤性疼痛、风湿痹痛等。

二、评估内容

1. 了解患者当前主要症状、体征、既往史、药物过敏史、心理状况。

2. 了解患者体质及施治部位的皮肤情况。

3. 评估患者对疼痛的耐受程度。

4. 评估室温是否适宜，治疗环境是否符合患者隐私保护和保暖要求。

三、用物准备

治疗盘、遵医嘱配制药液或药剂、药棒（图 5-2-1）、垫巾、大浴巾、方纱，必要时备屏风。

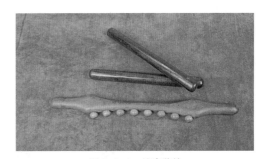

图 5-2-1 按摩药棒

四、操作流程

（一）操作前准备

1. 仪表大方，举止端庄，态度和蔼，洗手，戴口罩。

2. 携用物至患者床旁，核对床号、姓名、年龄、按摩部位等信息。向患者解释操作目的、方法及配合事项，取得患者配合。

3. 协助患者取合适体位，暴露治疗部位，注意患者保暖及隐私保护。

（二）操作中

1. 定位。遵医嘱确定经络和穴位。

2. 涂抹药液。在所选经络和穴位上用方纱蘸取药液进行涂抹（图 5-2-2）。操作部位先上后下，先背部后四肢。

3. 操作方法。手握药棒，利用腕关节屈伸和挥臂动作，先运用点、按、揉等手法对经络腧穴进行点按或叩击，每个穴位约 10 秒，然后采取循经滚法，整个过程重复 10 次左右，直至局部皮肤发红或患者自感局部皮肤发热为度。

（1）点法。用拇指、食指、中指固定药棒，以圆钝的药棒头端吸定于痛点、腧穴点进行持续点按，要求平稳均匀着力（图 5-2-3）。

（2）按法。以圆钝的药棒头端着力于体表治疗部位，逐渐垂直下压，力度遵循由轻到重再到轻的顺序，亦可结合揉法放松局部，以舒缓本法带来的较强的刺激。

（3）揉法。同点法以圆钝的药棒头端吸定于体表治疗部位，利用腕部力量做轻柔缓和的环旋动作。

（4）叩击法。以拇指、食指第二关节与中指第三关节持棒，药棒尾端与掌面劳宫穴相贴，使用腕部发力对体表进行有节律的叩击，叩击频率为 90 ～ 100 次 / 分。

（5）滚法。手握药棒施于治疗部位，以腕关节的屈伸动作与前臂的旋转运动相结合，使药棒紧贴治疗部位，循经络上下滚动（图 5-2-4）。

4. 观察。随时观察患者局部皮肤情况，询问患者感受，如患者感觉疼痛不能耐受，及时调整操作力度。

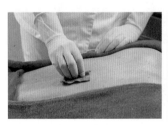
图 5-2-2　涂药

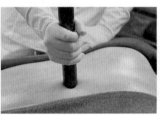
图 5-2-3　点法

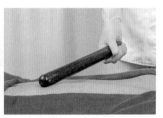
图 5-2-4　滚法

（三）操作后

1. 整理。协助患者整理衣物，取舒适体位，整理床单元。
2. 记录。记录操作的时间、部位、局部皮肤情况及患者的感受。
3. 按消毒技术规范要求分类整理使用过的物品。

五、注意事项

1. 胸部靠近心脏处及头面部不能叩击；腹部按摩力道宜稍轻；细小关节部位，如指、腕、踝、趾、锁骨等关节和颈项部位，力度宜轻柔；四肢肌肉较丰厚处，点、按、揉、叩击等法皆可用，宜先轻后重，力度宜均匀。

2. 对年迈、体弱、病重、空腹、疲劳、酒后、过度紧张者，要防止晕棒，若出现晕棒现象，可按晕针处理。

3. 少数患者接受治疗后可能出现局部皮肤疼痛、青紫、肌肉酸痛乏力等表现，此为正常的手法反应，一般可用轻手法继续治疗，若症状严重应停止操作。

4. 药棒治疗后 30 分钟内禁吹冷风。

5. 孕妇慎用，其下腹部、腰骶部和三阴交、合谷穴等处禁按摩。

六、常见并发症及处理

1. 晕棒。治疗过程中患者出现头晕、恶心、自汗等不适或晕厥现象，应立即停止操作，取平卧位，头部稍低，注意保暖。轻者休息片刻，予温开水或糖水饮用后即可恢复；重者予上述处理措施，并可用药棒按揉水沟、内关、足三里等穴，也可艾灸百会、气海、关元等穴；若患者仍不省人事，应给予急救措施。

2. 局部酸胀不适。局部酸胀不适感一般可在 4 ~ 8 小时内自行缓解；反应较重者可用艾条温和灸促进缓解；局部红肿伴发热和其他症状者应及时查明原因，对症处理。

3. 血肿。少量出血的局部小块青紫一般不必处理，可自行消退；局部肿胀疼痛剧烈、青紫面积较大时，可先冷敷，24 小时后再做热敷或局部按摩，以促进瘀血消散和吸收。

4. 药物过敏。发生药疹，轻者可自行缓解，重者予脱敏治疗，如发生过敏性休克应迅速抢救及对症处理。

七、评分标准

药棒穴位按摩法操作考核评分标准如表5-2-1所示。

表5-2-1 药棒穴位按摩法操作考核评分标准

（满分100分）

项目		评分要点	分值	得分	扣分及原因
操作前准备20分	仪表	仪表大方，举止端庄，态度和蔼，洗手，戴口罩。	3		
	核对	核对医嘱、治疗单，核对信息完整、准确无误。	5		
	评估	1. 了解患者当前主要症状、体征、既往史、药物过敏史、心理状况。 2. 了解患者体质及施治部位的皮肤情况。 3. 评估患者对疼痛的耐受程度。 4. 评估室温是否适宜，治疗环境是否符合患者隐私保护和保暖要求。	8		
	用物准备	治疗盘、遵医嘱配制药液或药剂、药棒、垫巾、大浴巾、方纱，必要时备屏风。	4		
操作过程60分	核对告知	携用物至患者床旁，核对床号、姓名、年龄、按摩部位等信息。向患者解释操作目的、方法及配合事项，取得患者配合。	5		
	体位	协助患者取合适体位，暴露治疗部位，注意患者保暖及隐私保护。	5		
	操作	1. 定位。遵医嘱确定经络和穴位。 2. 涂抹药液。在所选经络和穴位上用方纱蘸取药液进行涂抹。 3. 操作方法。手握药棒，利用腕关节屈伸和挥臂动作，运用点、按、揉等手法循经进行穴位按摩。以局部皮肤发红或患者自感局部皮肤发热为度。	30		

续表

	项目	评分要点	分值	得分	扣分及原因
操作过程 60分	操作	（1）点法。用拇指、食指、中指固定药棒，以圆钝的药棒头端吸定于痛点、腧穴点进行持续点按，要求平稳均匀着力。 （2）按法。以圆钝的药棒头端着力于体表治疗部位，逐渐垂直下压，力度遵循由轻到重再到轻的顺序，亦可结合揉法放松局部，以舒缓本法带来的较强的刺激。 （3）揉法。同点法以圆钝的药棒头端吸定于体表治疗部位，利用腕部力量做轻柔缓和的环旋动作。 （4）叩击法。以拇指、食指第二关节与中指第三关节持棒，药棒尾端与掌面劳宫穴相贴，使用腕部发力对体表进行有节律的叩击，叩击频率为90～100次/分。 （5）滚法。手握药棒施于治疗部位，以腕关节的屈伸动作与前臂的旋转运动相结合，使药棒紧贴治疗部位，循经络上下滚动。	30		
	观察	随时观察患者局部皮肤情况，询问患者感受，如患者感觉疼痛不能耐受，及时调整操作力度。	10		
	整理	1.协助患者整理衣物，取舒适体位，整理床单元。 2.按消毒技术规范要求分类整理使用过的物品。	5		
	交代注意事项	药棒治疗后30分钟内禁吹冷风。	5		
终末质量 20分	操作后评价	1.语言通俗易懂，态度和蔼，沟通有效。 2.全过程动作熟练、规范，符合操作原则。 3.患者配合操作、无不良反应。	8		

续表

项目		评分要点	分值	得分	扣分及原因
终末质量20分	记录	记录及时、完整、准确。	2		
	回答问题	1. 目的：缓解各种肢体麻木、活动不利、损伤性疼痛、风湿痹痛等，达到疏经通络、活血化瘀、消肿止痛等目的。 2. 注意事项。 （1）胸部靠近心脏处及头面部不能叩击；腹部按摩力道宜稍轻；细小关节部位，如指、腕、踝、趾、锁骨等关节和颈项部位，力度宜轻柔；四肢肌肉较丰厚处，点、按、揉、叩击等法皆可用，宜先轻后重，力度宜均匀。 （2）对年迈、体弱、病重、空腹、疲劳、酒后、过度紧张者，要防止晕棒，若出现晕棒现象，可按晕针处理。 （3）少数患者接受治疗后可能出现局部皮肤疼痛、青紫、肌肉酸痛乏力等表现，此为正常的手法反应，一般可用轻手法继续治疗，若症状严重应停止操作。 （4）药棒治疗后30分钟内禁吹冷风。 （5）孕妇慎用，其下腹部、腰骶部和三阴交、合谷穴等处禁按摩。	10		

八、操作流程图

药棒穴位按摩法操作流程如图 5-2-5 所示。

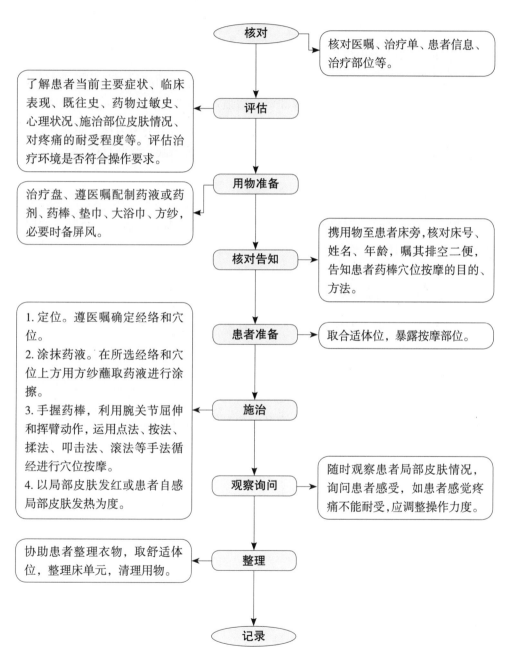

图 5-2-5 药棒穴位按摩法操作流程图

核对 —— 核对医嘱、治疗单、患者信息、治疗部位等。

了解患者当前主要症状、临床表现、既往史、药物过敏史、心理状况、施治部位皮肤情况、对疼痛的耐受程度等。评估治疗环境是否符合操作要求。 —— 评估

治疗盘、遵医嘱配制药液或药剂、药棒、垫巾、大浴巾、方纱，必要时备屏风。 —— 用物准备

核对告知 —— 携用物至患者床旁，核对床号、姓名、年龄，嘱其排空二便，告知患者药棒穴位按摩的目的、方法。

患者准备 —— 取合适体位，暴露按摩部位。

1. 定位。遵医嘱确定经络和穴位。
2. 涂抹药液。在所选经络和穴位上方用方纱蘸取药液进行涂擦。
3. 手握药棒，利用腕关节屈伸和挥臂动作，运用点法、按法、揉法、叩击法、滚法等手法循经进行穴位按摩。
4. 以局部皮肤发红或患者自感局部皮肤发热为度。 —— 施治

观察询问 —— 随时观察患者局部皮肤情况，询问患者感受，如患者感觉疼痛不能耐受，应调整操作力度。

协助患者整理衣物，取舒适体位，整理床单元，清理用物。 —— 整理

记录

第三节　小儿捏脊法

小儿捏脊法是指用拇指与食指中节桡侧面或食指、中指面相对用力，将脊柱部位的皮肤夹持、提起，并捻搓向前的手法。分为拇指后位捏法和拇指前位捏法两种。该法具有调和阴阳、健脾和胃、增强各脏腑功能、提高人体免疫力的作用。捏脊不仅是治疗疳积、消化不良、腹泻、佝偻病等的有效方法，也是小儿保健的推拿手法之一，常给小儿捏脊能增进食欲、改善睡眠、强壮身体。

一、适应证

感冒、虚喘和哮证缓解期、厌食、消瘦、疳积、呕吐、泄泻、脱肛、遗尿、小便频数、耳鸣耳聋、佝偻病等。

二、评估内容

1. 了解患儿当前主要症状、体征、既往史。

2. 了解患儿揉捏部位皮肤情况。

3. 评估患儿对疼痛的耐受程度。

4. 了解患儿心理状况及配合程度。

5. 评估治疗环境是否符合患儿隐私保护和保暖要求。

三、用物准备

一次性中单、毛毯、茶油、纸巾。

四、操作流程

（一）操作前准备

1. 仪表大方，举止端庄，态度和蔼，洗手，戴口罩。

2. 携用物至患儿床旁，核对床号、姓名、年龄、诊断，询问患儿二便需求，向患儿及其家属解释操作目的、方法及配合事项。

3.调节适宜的室温，协助患儿取舒适俯卧位，注意患儿保暖，坐或站于患儿一侧。

4.用纸巾清洁患儿脊部皮肤，涂适量茶油于捏脊部位的皮肤上。

（二）操作中

1.操作。

（1）平捏法。双手用二指捏法（图5-3-1）或三指捏法（图5-3-2）的手势，将尾骨尖端的皮肤捏起，沿脊穴自下而上双手交替边捏边向上行，至大椎穴止。

（2）提捏法。自下而上每捏三下向上提拿一下，直至大椎穴。每次操作5遍，其中前3遍平捏，后2遍则每捏三下再将脊柱部位皮肤提拿一下，称"捏三提一法"。

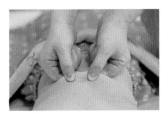 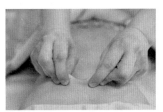

图5-3-1　二指捏法　　　　　图5-3-2　三指捏法

2.观察。操作过程中随时观察患儿呼吸、皮肤及全身情况，询问患儿有无不适，如有不适，及时停止揉捏，并报告医生配合处理。

（三）操作后

1.清洁患儿皮肤，协助患儿穿衣，整理床单元，观察患儿皮肤情况及对捏脊的反应。

2.交代注意事项。捏脊后皮肤微微红为正常现象，操作完毕后要注意背部保暖，30分钟内不宜洗澡。

3.再次核对患儿信息，致谢。

4.洗手，记录。

五、注意事项

1.要修剪指甲，防止划伤患儿皮肤。

2.操作时捏起皮肤多少和提拉用力大小要适当。

3. 操作时应直线前进，紧捏慢移，不可歪斜。

4. 局部皮肤有烫伤、烧伤、开放性创伤以及血液病患儿禁止使用捏脊法，以免引起出血或感染加重。

5. 过度疲乏、饱餐半小时内慎用捏脊。

六、常见并发症及处理

1. 出现揉捏处皮肤红肿、瘙痒等介质油过敏现象，应暂停操作，清除介质油，注意观察皮肤红肿情况，1～2天可自行消退，不适随诊。

2. 操作前仔细询问患儿进食时间，操作过程中注意观察患儿面色、呼吸等情况，一旦发现异常，立即停止操作，将患儿平卧，头偏向一侧，及时清除呼吸道分泌物，并严密观察患儿面色、心率、呼吸，严重者配合医生进行抢救。

七、评分标准

小儿捏脊法操作考核评分标准如表5-3-1所示。

表5-3-1　小儿捏脊法操作考核评分标准

（满分100分）

项目		评分要点	分值	得分	扣分及原因
操作前准备20分	仪表	仪表大方，举止端庄，态度和蔼，洗手，戴口罩。	3		
	核对	核对医嘱、治疗单，核对信息完整、准确无误。	5		
	评估	1. 了解患儿当前主要症状、体征、既往史。 2. 了解患儿揉捏部位皮肤情况。 3. 评估患儿对疼痛的耐受程度。 4. 了解患儿心理状况及配合程度。 5. 评估治疗环境是否符合患儿隐私保护和保暖要求。	8		
	用物准备	一次性中单、毛毯、茶油、纸巾。	4		
操作过程60分	核对告知	携用物至患儿床旁，核对床号、姓名、年龄、诊断，询问患儿二便需求，向患儿及其家属解释操作目的及配合事项。调节适宜的室温。	5		

续表

项目		评分要点	分值	得分	扣分及原因
操作过程 60分	体位	协助患儿取舒适俯卧位，注意患儿保暖，操作者坐或站于患儿一侧。	3		
	操作	1. 再次核对患儿床号、姓名、年龄，酌情用纸巾清洁患儿脊部皮肤，以适量茶油外涂患儿捏脊部位皮肤。 2. 操作。 （1）平捏法：双手用二指捏法或三指捏法的手势，将尾骨尖端的皮肤捏起，沿脊穴自下而上双手交替边捏边向上行，至大椎穴止。 （2）提捏法：自下而上每捏三下向上提拿一下，直至大椎穴。每次操作5遍，其中前3遍平捏，后2遍则每捏三下再将脊柱部位皮肤提拿一下。	40		
	观察	操作过程中随时观察患儿呼吸、皮肤及全身情况，询问患儿有无不适，如有不适，及时停止揉捏，并报告医生配合处理。	5		
	整理	清洁患儿皮肤，协助患儿穿衣，整理床单元。	2		
	交代注意事项	告知患儿及其家属捏脊后皮肤微微红为正常现象，操作完毕后要注意背部保暖，30分钟内不宜洗澡。	5		
终末质量 20分	操作后评价	1. 语言通俗易懂，态度和蔼，沟通有效。 2. 全过程动作熟练、规范，符合操作原则。 3. 患儿配合操作、无不良反应。	8		
	记录	记录及时、完整、准确。	2		
	回答问题	1. 目的：调和阴阳、健脾和胃、疏通经络、行气活血、促进小儿生长发育。 2. 注意事项。 （1）要修剪指甲，防止划伤患儿皮肤。 （2）操作时捏起皮肤多少和提拉用力大小要适当。 （3）操作时应直线前进，紧捏慢移，不可歪斜。 （4）局部皮肤有烫伤、烧伤、开放性创伤以及血液病患儿禁止使用捏脊法，以免引起出血或感染加重。 （5）过度疲乏、饱餐半小时内慎用捏脊。	10		

八、操作流程图

小儿捏脊法操作流程如图 5-3-3 所示。

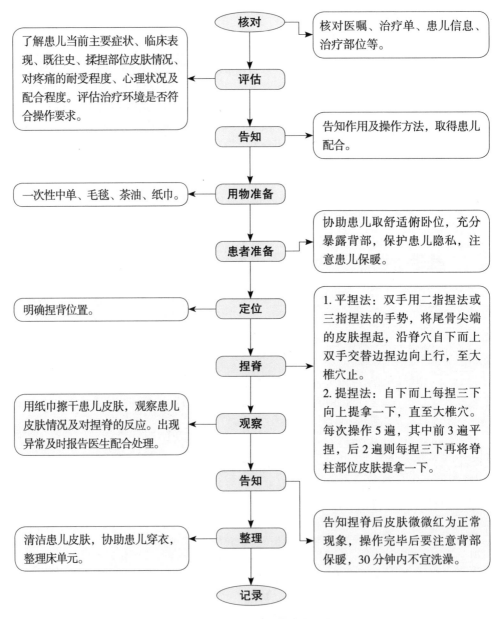

核对 ← 核对医嘱、治疗单、患儿信息、治疗部位等。

了解患儿当前主要症状、临床表现、既往史、揉捏部位皮肤情况、对疼痛的耐受程度、心理状况及配合程度。评估治疗环境是否符合操作要求。 ← **评估**

告知 → 告知作用及操作方法，取得患儿配合。

一次性中单、毛毯、茶油、纸巾。 ← **用物准备**

患者准备 → 协助患儿取舒适俯卧位，充分暴露背部，保护患儿隐私，注意患儿保暖。

明确捏背位置。 ← **定位**

捏脊 → 1. 平捏法：双手用二指捏法或三指捏法的手势，将尾骨尖端的皮肤捏起，沿脊穴自下而上双手交替边捏边向上行，至大椎穴止。

用纸巾擦干患儿皮肤，观察患儿皮肤情况及对捏脊的反应。出现异常及时报告医生配合处理。 ← **观察**

2. 提捏法：自下而上每捏三下向上提拿一下，直至大椎穴。每次操作 5 遍，其中前 3 遍平捏，后 2 遍则每捏三下再将脊柱部位皮肤提拿一下。

告知

清洁患儿皮肤，协助患儿穿衣，整理床单元。 ← **整理** → 告知捏脊后皮肤微微红为正常现象，操作完毕后要注意背部保暖，30 分钟内不宜洗澡。

记录

图 5-3-3　小儿捏脊法操作流程图

第四节 产后乳腺疏通法

产后乳腺疏通法是一种通过手法促进患者乳腺管更加通畅，减轻乳房肿胀、疼痛的方法。可使婴儿吸吮乳汁顺畅，提高母乳喂养成功率。

一、适应证

产后乳汁瘀积、生理性奶涨、哺乳期急性乳腺炎。

二、评估内容

1. 了解患者体质、当前主要症状、体征、既往史。
2. 了解患者双侧乳房皮肤、泌乳情况及对疼痛的耐受程度。
3. 评估患者心理状况及配合程度。
4. 评估治疗环境是否符合患者隐私保护和保暖要求。

三、用物准备

一次性中单、浴巾、茶油、手套，必要时备 5 号泪道探条或乳管灌注器。

四、操作流程

（一）操作前准备

1. 仪表大方，举止端庄，态度和蔼，修剪指甲，洗手，戴口罩。
2. 携用物至患者床旁，核对床号、姓名、年龄、治疗项目等信息。
3. 向患者解释操作目的、方法及注意事项，取得患者配合。

（二）操作中

1. 再次核对患者信息后，操作者坐于患者一侧，拉好床帘遮挡，充分暴露患处，注意患者保暖和隐私保护。

2. 戴手套检查患者乳头有无破损、堵塞，乳房皮肤有无红肿及硬块。用拇指和食指在乳晕和乳头之间轻轻压下去再提起来，挤出乳汁均匀涂抹整个乳房皮肤表面。

3. 左手托起患乳，右手拇指和食指轻拿提拉乳头乳晕部以扩张输乳管，疏通瘀乳。

4. 右手五指顺乳络方向按揉，先按患处周围，再按硬结肿块。用五指指腹揉、推、挤、提等手法，呈放射状从乳房根部向乳晕部揉推，右手拇指与食指夹持患侧乳晕及乳头部，不断轻拉揪提，促进宿乳呈喷射状排出。力度、频率均匀，动作柔和，保持患乳皮肤湿润，直至结块缩小或消失、乳房松软、瘀乳排尽、疼痛明显减轻。

5. 操作过程中注意随时询问患者感受。

（三）操作后

1. 观察患者局部皮肤情况，询问患者对操作的感受。

2. 协助患者整理衣物，取舒适体位，整理床单元，清理用物。

3. 告知患者应按需哺乳并及时排空乳汁，保持心情舒畅。哺乳时注意观察双侧乳房有无肿块、发红，不要让婴儿含着乳头睡觉；保持乳头清洁，有炎症时尽量不喝催乳汤，多饮温开水。

4. 洗手，记录。

五、注意事项

1. 预防和处理乳头破损。用正确姿势让婴儿含接乳头和乳晕，不要让婴儿含着乳头睡觉。如乳头乳晕破损或皲裂，改用吸奶器吸出乳汁哺育婴儿，局部用温水清洗后涂抗生素软膏，待愈合后再哺乳，症状严重者及时就医诊治。

2. 哺乳后涂抹乳汁或天然羊脂膏、羊脂乳头修复霜以保护乳头皮肤，使用精密接触型乳头罩贴敷盖乳头后再进行哺乳，避免反复损伤。适当增加哺乳次数，缩短每次哺乳的时间，佩戴乳头保护罩，以减少衣服摩擦影响创面愈合。

3. 避免用蛮力按揉乳房排乳，以免引起损伤。

4. 哺乳期乳腺癌、急性乳腺炎已成脓者禁止按摩。

六、常见并发症及处理

1.乳头破损、皲裂及出乳孔堵塞。做好乳房皮肤消毒后用 5 号泪道探条疏通乳孔，治疗结束后用红霉素软膏涂抹乳头 3 天，哺乳后涂，一天 3 次，哺乳前先用温水毛巾擦洗干净。

2.局部红肿、炎性硬块。用硫酸镁局部湿敷或用金黄散调成膏状贴敷，持续 2～3 小时。

3.脓肿形成。医生根据病情给予注射器抽吸脓液或切开脓肿引流，伤口保持清洁干燥，切口敷料随脏随换。

七、评分标准

产后乳腺疏通法操作考核评分标准如表 5-4-1 所示。

表 5-4-1　产后乳腺疏通法操作考核评分标准

（满分 100 分）

项目		评分要点	分值	得分	扣分及原因
操作前准备 20 分	仪表	仪表大方，举止端庄，态度和蔼，修剪指甲，洗手，戴口罩。	3		
	核对	核对医嘱、治疗单，核对信息完整、准确无误。	5		
	评估	1.了解患者体质、当前主要症状、体征、既往史。 2.了解患者双侧乳房皮肤、泌乳情况及对疼痛的耐受程度。 3.评估患者心理状况及配合程度。 4.评估治疗环境是否符合患者隐私保护和保暖要求。	8		
	用物准备	一次性中单、浴巾、茶油、手套，必要时备 5 号泪道探条或乳管灌注器。	4		

续表

项目		评分要点	分值	得分	扣分及原因
操作过程60分	核对告知	再次核对患者身份信息，向患者解释操作目的、方法及相关注意事项。	5		
	体位	协助患者取舒适体位，充分暴露患处，注意患者保暖及隐私保护。	5		
	施治	1. 戴手套检查患者乳头有无破损、堵塞，乳房皮肤有无红肿及硬块。用拇指和食指在乳晕和乳头之间轻轻压下去再提起来，挤出乳汁均匀涂抹整个乳房皮肤表面。 2. 左手托起患乳，右手拇指和食指轻拿提拉乳头乳晕部以扩张输乳管，疏通瘀乳。 3. 右手五指顺乳络方向按揉，先按患处周围，再按硬结肿块。用五指指腹揉、推、挤、提等手法，呈放射状从乳房根部向乳晕部揉推，右手拇指与食指夹持患侧乳晕及乳头部，不断轻拉揪提，促进宿乳呈喷射状排出。力度、频率均匀，动作柔和，保持患乳皮肤湿润，直至结块缩小或消失、乳房松软、瘀乳排尽、疼痛明显减轻。	40		
	观察	观察患者局部皮肤情况，询问患者对操作的感受，并及时调整手法和力度。	3		
	整理	协助患者整理衣物，取舒适体位，整理床单元，清理用物。	2		
	交代注意事项	告知患者应按需哺乳并及时排空乳汁，保持心情舒畅。哺乳时注意观察双侧乳房有无肿块、发红，不要让婴儿含着乳头睡觉；保持乳头清洁，有炎症时尽量不喝催乳汤，多饮温开水。	5		

续表

项目		评分要点	分值	得分	扣分及原因
终末质量 20分	操作后评价	1. 语言通俗易懂，态度和蔼，沟通有效。 2. 全过程动作熟练、规范，符合操作原则。 3. 患者配合操作、无不良反应。	8		
	记录	记录及时、完整、准确。	2		
	回答问题	1. 目的：有疏通经络、调和气血、泄热消炎、消瘀结之肿、理气散结、宜通乳络的功效。 2. 注意事项。 （1）预防和处理乳头破损。用正确姿势让婴儿含接乳头和乳晕，不要让婴儿含着乳头睡觉。如乳头乳晕破损或皲裂，改用吸奶器吸出乳汁哺育婴儿，局部用温水清洗后涂抗生素软膏，待愈合后再哺乳，症状严重者及时就医诊治。 （2）哺乳后涂抹乳汁或天然羊脂膏、羊脂乳头修复霜以保护乳头皮肤，使用精密接触型乳头罩贴敷盖乳头后再进行哺乳，避免反复损伤。适当增加哺乳次数，缩短每次哺乳的时间，佩戴乳头保护罩，以减少衣服摩擦影响创面愈合。 （3）避免用蛮力按揉乳房排乳，以免引起损伤。 （4）哺乳期乳腺癌、急性乳腺炎已成脓者禁止按摩。	10		

八、操作流程图

产后乳腺疏通法操作流程如图 5-4-1 所示。

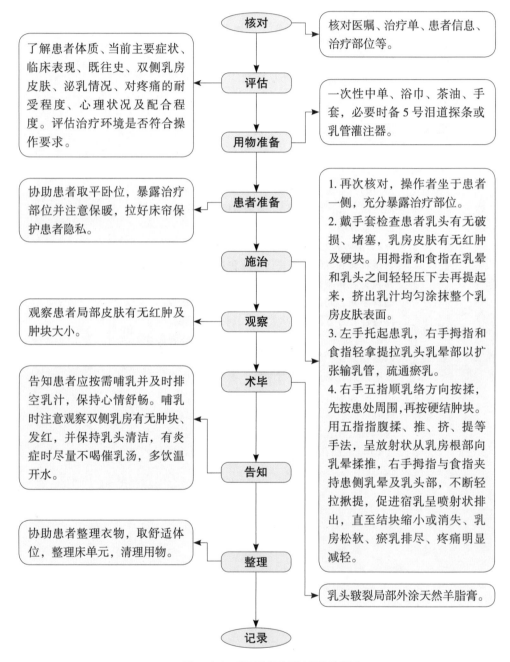

图 5-4-1　产后乳腺疏通法操作流程图

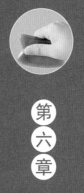

第六章

其他疗法

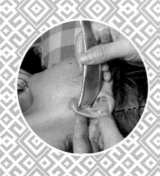

第一节　刮痧法

刮痧法是在中医经络腧穴理论指导下，应用边缘钝滑的器具，如牛角类、砭石类等刮板或匙，蘸上刮痧油、水或润滑剂等介质，在体表的特定部位运用相应手法施行有规律的刮拭，使局部出现痧斑或痧痕，以疏通经络腠理、驱邪外出、通调营卫、和谐脏腑功能，达到防治疾病目的的一种外治疗法。

一、概述

（一）刮痧器具

1. 材质。常用刮痧材质有水牛角、玉石、砭石、铜砭、木质等。水牛角有清热泻火、凉血解毒、行气活血、安神定惊等作用；玉石可清肺热、安神明、养颜润肤、祛斑抗皱、滋养五脏六腑；砭石能活血化瘀、清宣排毒、加速新陈代谢；铜砭可活血化瘀、排毒舒筋、调气行血；木质有芳香辟秽、驱邪和胃、行气止痛等作用。

2. 形态构造。有长方形、齿梳形、鱼形、角状、勺状等（图6-1-1）。通常由厚、薄两侧边及棱角、凹槽面组成，板面打磨光洁，棱角光滑圆润，以便于把

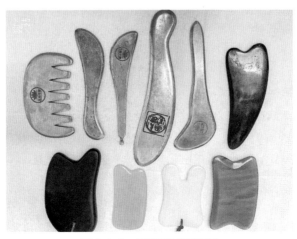

图6-1-1　各种形态的刮痧板

持操作，且方便清洗保存。治疗多用薄边，保健多用厚边，关节附近及需要点按时用棱角，脊柱、手指、足趾等部位用凹槽面，可根据患者情况、操作者习惯、操作部位及用途选择。

（二）常用介质

介质能减少刮痧阻力，减轻刮拭疼痛，避免损伤皮肤，增强治疗效果，兼具润滑皮肤、清热解毒、活血化瘀、开泄毛孔、疏通经络、排毒祛邪、消炎止痛、保护肌肤的药物和治疗双重作用。常用介质包括清水、凡士林、石蜡油、山茶油、艾草油、姜油、薰衣草油、紫草油、药酒、活血润肤膏等。

（三）握持方法

操作者拇指放在刮痧板的一侧，食指、中指（或其余四指）放在另一侧（图6-1-2），也可根据刮痧板特点选择舒适的握持方法。

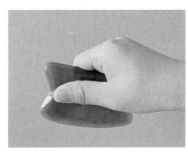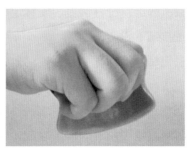

图 6-1-2　刮痧板握持方法

（四）刮痧手法

1.常用手法。刮法、边揉法、角揉法、角推法、按法、点法、拍法、颤法、啄法、摩法、擦法、叩击法。

2.补泻手法。取决于刮拭按压力度的大小、速度的快慢、循经的顺逆等。

（1）补法。按压力度小，速度慢，顺着经脉运行方向刮拭，出痧点数量少。多用于年老、体弱、久病、重病或形体瘦弱的虚证患者，以及身体皮下脂肪和肌肉比较薄弱的部位，如胸骨、胫骨前侧、足背等处。

（2）泻法。按压力度大，速度快，逆着经脉运行方向刮拭，出痧点数量多。适用于年轻、体壮、新病、急病或形体壮实的实证患者。

（五）刮拭方向

1.直线刮法。应用刮痧板的两侧边缘，利用腕力下压在体表并向同一方向直线刮拭，且要有一定长度。适用于身体较平坦部位的经脉和穴位，如背部、胸腹部和四肢。

2.弧线刮法。刮拭方向呈弧线形，操作时刮痧板多循肌肉走行或骨骼结构特点而定，胸部肋间隙、颈项两侧、肩关节前后和膝关节周围多用此法（图 6-1-3）。

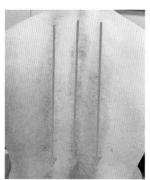 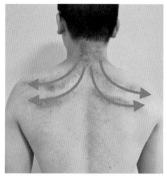

直线刮法 　　　　　　　　　　弧线刮法

图 6-1-3 刮拭方向

（六）刮拭角度

刮痧板与刮拭方向一般保持 45°～ 90° 进行刮拭。

（七）刮拭程度

每个部位刮 20 ～ 30 次，以出痧痕或痧斑为宜，不出痧或出痧少者，不可强求出痧，以患者感到舒适为原则。每次刮拭 20 ～ 25 分钟。刮痧间隔时间一般为 3 ～ 6 天，或以痧痕消退为准。通常连续 3 ～ 5 次为一个疗程，间隔 10 ～ 14 天再行下一疗程。

二、适应证

1.头部刮痧：有改善头部血液循环、疏通全身阳气等作用，可预防和治疗中风及中风后遗症、神经衰弱、头痛、脱发、失眠、感冒等。

2.面部刮痧：预防与治疗面部及五官的病症，如眼病、鼻病、耳病、面瘫、雀斑、痤疮等，有养颜、祛斑、美容等功效。

3. 眼部刮痧：预防与治疗各种由经络阻塞引起的眼病，如眼疲劳、眶上神经痛、眼轮匝肌痉挛、干眼症等。

4. 项部刮痧：预防与治疗颈项、肩部病变，如颈椎病、感冒、头痛、近视、咽炎等。因项部有手三阳经、足三阳经及督脉循行，其中精髓直接通过督脉灌输于脑，所以经常刮拭项部具有育阴潜阳、补益正气等作用。

5. 颈部刮痧：预防与治疗面部、颈部病变，如面神经麻痹、齿龈炎、口腔炎、舌炎、失语、口干口臭、支气管哮喘、咽喉炎、扁桃体炎、甲状腺肿大、食道炎等。

6. 背部刮痧：结合背部刮痧过程中的压痛点、敏感点、阳性反应物和出痧量、颜色、形态、分布情况，以及四诊进行综合分析，不仅可以预防与治疗五脏六腑的病症，还有助于诊断疾病。

7. 胸部刮痧：预防与治疗心、肺疾患，如冠心病、慢性支气管炎、支气管哮喘、肺气肿等。此外，还可预防和治疗妇女乳腺炎、乳腺癌等。

8. 腹部刮痧：腹部有肝胆、脾胃、膀胱、肾、大肠、小肠等脏腑，刮拭腹部可预防与治疗脏腑病变，以及妇科疾患，如月经不调、不孕症等。

9. 四肢刮痧：可预防与治疗全身病症。如刮拭手少阴心经可预防与治疗心脏疾病，刮拭足阳明胃经可预防与治疗消化系统疾病，刮拭四肢肘膝以下五腧穴可预防与治疗全身疾病等。

三、评估内容

1. 了解患者当前主要症状、既往史，是否有出血性疾病，女性患者是否处于月经期或妊娠期。

2. 了解患者刮痧部位皮肤情况。

3. 评估患者对病情及刮痧操作的认知，对热感、痛感的耐受程度。

4. 评估治疗环境是否温度适宜、空气流通、符合患者隐私保护要求等。

四、用物准备

治疗盘、刮痧板（牛角类、砭石类等刮痧类板或匙）、介质（刮痧油、清水、润肤乳等）、毛巾、纸巾，必要时备浴巾、屏风等。

五、操作流程

（一）操作前准备

1.仪表大方，举止端庄，态度和蔼，洗手，戴口罩。

2.评估。核对医嘱，评估患者状态，做好解释工作，取得患者配合。

3.准备。备齐用物，携至患者床旁，再次核对。

4.体位。体位舒适合理，暴露刮痧部位，注意患者保暖，必要时为患者遮挡。

（1）反骑坐位。适用于项部、背部、腰部。

（2）坐位。适用于头部、颈部、上肢部、胸部。

（3）仰卧位。适用于头部两侧及前侧、面部、胸部、腹部、上肢部、下肢内外前侧、足部。

（4）俯卧位。适用于头部两侧及后侧、项部、背部、腰部、下肢后侧。

5.定位。根据病情或遵医嘱确定刮痧部位。

6.检查刮痧板。检查刮痧板边缘是否光滑、有无缺损。

（二）操作中

1.涂抹介质。用刮痧板蘸取适量介质涂抹于刮痧部位。

2.刮痧。

（1）正确握持刮痧板，根据患者病情、体质、刮拭部位等采用合适的刮拭方法（包括力度、速度、角度、长度、程度及方向等）进行刮痧。

（2）刮痧顺序一般为先头面后手足、先腰背后胸腹、先上肢后下肢、先内侧后外侧逐步进行。

（3）身体各部位的常用刮痧方法。

①头部：头部的刮拭须在头发上，所以不必涂刮痧润滑剂。手法一般采用平补平泻法，不必出痧。操作时宜双手配合，辅助手扶持头部，以保持头部稳定和安全。每个部位刮30次左右，刮至头皮发热为宜。若局部有酸、麻、胀、痛感觉，为经络腧穴"得气"的正常现象。为增强刮拭效果，还可使用刮板角刮相应的穴位。

刮拭路线：一是头部两侧。从头部两侧太阳穴开始至风池穴，经过穴位为头维、颔厌、率谷、天冲、脑空等。二是前头部。从百会穴经囟会、前顶、通天、上星、头临泣等穴至前发际。三是后头部。从百会穴经后顶、脑户、风府、哑门等穴至后发际。四是全头部。以百会穴为中心，呈放射状向四周发际处刮拭。经过全头穴位和运动区、语言区、感觉区等。

②面部：面部刮拭不需涂抹活血剂，因出痧影响美观，故手法要轻柔，以不出痧为度，通常用补法，忌用重力、大面积刮拭。方向根据面部肌肉的走向，由内向外刮拭，每天1次。

刮拭路线：一是前额部。从前额正中线分开，经鱼腰、丝竹空等穴朝两侧刮拭。上方刮至前发际，下方刮至眉毛。二是两颧部。由内向外刮拭，经承泣、四白、下关、听宫、耳门等穴。三是下颌部。以承浆穴为中心，经地仓、大迎、颊车等穴，分别向两侧刮拭。

③眼部：眼周皮肤较薄，易受刺激产生不适，刮痧介质不宜选用有刺激性的，可使用眼用凝胶，轻铺于眼睑周围皮肤上，沿上、下眶缘及眼周经络，由内往外单一方向刮痧，用力均匀适度，手法轻柔，不需起痧。每个部位刮40～50次，切勿刮眼球。

刮拭路线：一是眉毛。从攒竹穴经鱼腰穴到丝竹空穴。二是上眼眶。从睛明穴沿上眼睑到太阳穴。三是下眼眶。从睛明穴沿下眼睑，经承泣穴、瞳子髎穴到太阳穴。四是眼部下方。从迎香穴由内向外，经四白穴斜到太阳穴。

④项部：项部正中线是督脉循行部位，尤其是大椎穴，用力要轻柔，不可用力过重，可用刮痧板棱角刮拭，以出痧为度。项部两侧从风池穴至肩髃穴，应一次到位，中间不要停顿。肩部肌肉丰富，用力宜重些，使用按压力重、频率慢的方法。

刮拭路线：一是颈部正中线。从哑门穴到大椎穴。二是颈部两侧。从风池穴开始经肩井、巨骨等穴至肩髃穴。

⑤颈部：颈部正中线是任脉循行部位，下有食管、气管，用力要轻柔，不可用力过重，可用刮痧板棱角刮拭，以出痧为度。刮拭顺序从上到下，应一次到位，中间不要停顿。

刮拭路线：一是颈部正中线。从廉泉穴到天突穴。二是颈部两侧。手阳明大肠经及足阳明胃经循行路线，从扶突穴到天鼎穴，从人迎穴到缺盆穴。

⑥背部：背部正中线刮拭时，手法应轻柔，用补法，不可用力过重，以免伤及脊椎。背部两侧刮拭可视患者体质、病情选用补泻手法，用力要均匀，中间不要停顿。可用刮痧板棱角点按棘突之间或穴位，两侧夹脊穴可使用刮痧板凹槽刮拭。

刮拭路线：一是背部正中线。从大椎穴刮至长强穴，即督脉背部循行部分，由上向下刮。二是背部两侧。分别沿直线刮拭位于后正中线旁开 0.5 寸的夹脊穴及旁开 1.5 寸、3 寸的足太阳膀胱经一线、二线，或沿肋间隙弧线刮拭。

⑦胸部：刮拭胸部正中线用力要轻柔，不可用力过重，用刮痧板棱角沿肋间隙刮拭，宜用平补平泻法，不强求出痧，乳头处禁刮。

刮拭路线：一是胸部正中线。从天突穴经膻中穴向下刮至鸠尾穴，即任脉在胸部循行部分，用刮痧板角部自上而下刮拭。二是胸部两侧。从正中线由内向外刮，先左后右，沿肋间隙走向刮拭。中府穴处宜用刮痧板角部从上向下刮拭。

⑧腹部：空腹或饱餐后禁刮，急腹症忌刮，神阙穴禁刮。从上向下刮拭，不可用力过重，不强求出痧。

刮拭路线：一是腹部正中线。从鸠尾穴经中脘穴、关元穴刮至曲骨穴。二是腹部两侧。从幽门穴刮至日月穴。

⑨四肢：刮拭四肢采用长刮法，刮拭距离尽量长。遇关节部位不可强力重刮。下肢静脉曲张、水肿者应由下向上刮拭。

刮拭路线：一是上肢内侧。由上向下刮，尺泽穴可重刮。二是上肢外侧。由上向下刮，在肘关节处可作停顿，或分段刮至外关穴。三是下肢内侧。从上向下刮，经承扶穴至委中穴、跗阳穴，其中委中穴可重刮。四是下肢外侧。从上向下刮，从环跳穴至膝阳关穴，由阳陵泉穴至悬钟穴。

（4）刮痧时用力要均匀，由轻到重，以患者能耐受为度，单一方向，不要来回刮。一般刮至皮肤出现红紫为度，或出现粟粒状、丘疹样斑点，或条索状斑块等形态变化，并伴有局部热感或轻微疼痛（图 6-1-4）。对不易出痧或出痧量较少的患者，不可强求出痧。

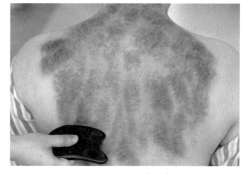

图 6-1-4 出痧形态

（5）每个部位一般刮 20 ～ 30 次，局部刮痧一般 5 ～ 10 分钟。

3. 观察。观察患者病情及局部皮肤颜色变化，询问患者有无不适，及时调节手法和力度。当刮痧感到干涩时，要及时蘸取介质。

（三）操作后

1. 刮痧完毕，清洁患者局部皮肤，协助患者整理衣物，取舒适体位，整理床单元。

2. 清理用物，洗手，记录。

3. 交代注意事项。

（1）刮痧部位出现红紫色痧点或瘀斑为正常表现，数天可消除。

（2）刮痧结束后最好饮适量温开水，不宜即刻食用生冷食物，出痧后 30 分钟内不宜洗冷水澡。

（3）冬季应避免风寒，夏季避免风扇、空调直吹刮痧部位。

六、注意事项

1. 保持空气清新，注意保暖，以防复感风寒或加重病情。

2. 操作前务必检查刮痧器具，边缘不光滑的禁止使用。不能干刮，应不时蘸取润肤介质保持润滑，以免刮伤皮肤。

3. 操作时用力均匀，力度适中；对不出痧或出痧量少的部位不可强求出痧，禁用暴力。

4. 刮痧过程中随时观察患者病情变化，发现异常立即停刮，并告知医生，积极协助处理。

5. 形体过于消瘦、有出血倾向者，皮肤病变处不宜刮痧；孕妇腹部、腰骶部禁止刮痧。

6. 刮痧后嘱患者勿立即沐浴，保持情绪稳定，宜清淡饮食，忌饮酒，忌食生冷油腻之品。

7. 刮痧后忌艾灸，避免影响痧毒排出，内攻入脏腑成结。

8. 使用过的刮痧器具应清洁消毒处理后备用。

9. 刮痧间隔时间一般为 3 ～ 6 天，或以痧痕消退为准，连续 3 ～ 5 次为一个疗程。

七、常见并发症及处理

（一）晕板

1. 表现。患者在刮痧过程中出现心慌、头晕目眩、面色苍白、出冷汗，甚至晕厥。

2. 处理。

（1）刮痧期间密切观察患者情况，注意患者保暖。

（2）患者出现不适时，立即停止刮痧，安抚患者，让其平卧休息，饮温开水或红糖水。

（3）晕厥者立即点按人中穴、内关穴，拨极泉穴，配合医生积极救治。

（二）外感风寒

1. 表现。出现鼻塞、流涕、打喷嚏、全身酸痛等外感风寒症状。

2. 处理。

（1）刮痧时及刮痧后嘱患者 24 小时内要注意保暖，忌对着电风扇或者空调直吹。

（2）多饮温开水或红糖水。

（3）刮痧后 4 小时内忌洗澡或接触冷水。

（4）配合医生按外感风寒证进行治疗。

（三）皮肤破损

1. 表现。表皮划伤或者破损。

2. 处理。

（1）操作前检查刮痧器具，边缘应光滑、无破损。

（2）刮痧手法应流畅，单方向用力，避免往返刮擦。

（3）已发生皮肤破损者，进行皮肤清洁、消毒，不可洗澡或接触冷水。

八、评分标准

刮痧法操作考核评分标准如表 6-1-1 所示。

表 6-1-1　刮痧法操作考核评分标准

（满分 100 分）

项目		评分要点	分值	得分	扣分及原因
操作前准备 20 分	仪表	仪表大方，举止端庄，态度和蔼，洗手，戴口罩。	3		
	核对	核对医嘱、治疗单，核对信息完整、准确无误。	5		
	评估	1. 了解患者当前主要症状、既往史、是否有出血性疾病，女性患者是否处于月经期或妊娠期。 2. 了解患者刮痧部位皮肤情况。 3. 评估患者对病情及刮痧操作的认知，对热感、痛感的耐受程度。 4. 评估治疗环境是否温度适宜、空气流通、符合患者隐私保护要求等。	8		
	用物准备	治疗盘、刮痧板（牛角类、砭石类等刮痧类板或匙）、介质（刮痧油、清水、润肤乳等）、毛巾、纸巾，必要时备浴巾、屏风等。	4		
操作过程 60 分	核对告知	携用物至患者床旁，核对患者身份信息，明确症状及刮痧部位，向患者解释。	5		
	体位	体位舒适合理，暴露刮痧部位，注意患者保暖，必要时为患者遮挡。	5		
	操作	1. 再次核对患者、刮痧部位，检查刮痧板是否完好。 2. 用刮痧板蘸取适量介质涂抹于刮痧部位。 3. 正确握持刮痧板，并根据患者具体病情、体质、刮拭部位等采用合适的刮拭方法（包括力度、速度、角度、长度、程度及方向等）进行刮痧。 4. 刮痧顺序一般为先头面后手足、先腰背后胸腹、先上肢后下肢、先内侧后外侧逐步进行。	35		
	观察	观察患者病情及局部皮肤颜色变化，询问患者有无不适，及时调节手法和力度。当刮痧感到干涩时，要及时蘸取介质。	5		

续表

项目		评分要点	分值	得分	扣分及原因
操作过程 60分	整理	清洁患者局部皮肤，协助患者整理衣物，取舒适体位，整理床单元，清理用物。	5		
	交代注意事项	1.刮痧部位出现红紫色痧点或瘀斑为正常表现，数天可消除。 2.刮痧结束后最好饮适量温开水，不宜即刻食用生冷食物，出痧后30分钟内不宜洗冷水澡。 3.冬季应避免风寒，夏季避免风扇、空调直吹刮痧部位。	5		
终末质量 20分	操作后评价	1.语言通俗易懂，态度和蔼，沟通有效。 2.全过程动作熟练、规范，符合操作原则。 3.患者配合操作、无不良反应。	8		
	记录	记录及时、完整、准确。	2		
	回答问题	1.目的：疏通腠理，逐邪外出。缓解或解除外感时邪所致高热头痛、恶心呕吐、腹痛腹泻等症状。使脏腑秽浊之气通达于外，促进周身气血流畅，达到治疗疾病的目的。 2.注意事项。 （1）保持空气清新，注意保暖，以防复感风寒或加重病情。 （2）操作前务必检查刮痧器具，边缘不光滑的禁止使用。不能干刮，应不时蘸取润肤介质保持润滑，以免刮伤皮肤。 （3）操作时用力均匀，力度适中；对不出痧或出痧量少的部位不可强求出痧，禁用暴力。 （4）刮痧过程中随时观察患者病情变化，发现异常立即停刮，并告知医生，积极配合处理。 （5）形体过于消瘦、有出血倾向者，皮肤病变处不宜使用刮痧疗法；孕妇腹部、腰骶部禁止刮痧。 （6）刮痧后嘱患者勿立即沐浴，保持情绪稳定，宜清淡饮食，忌饮酒，忌食生冷油腻之品。 （7）刮痧后忌艾灸，避免影响痧毒排出，内攻入脏腑成结。 （8）使用过的刮痧器具应清洁消毒处理后备用。 （9）刮痧间隔时间一般为3～6天，或以痧痕消退为准，连续3～5次为一个疗程。	10		

九、操作流程图

刮痧法操作流程如图 6-1-5 所示。

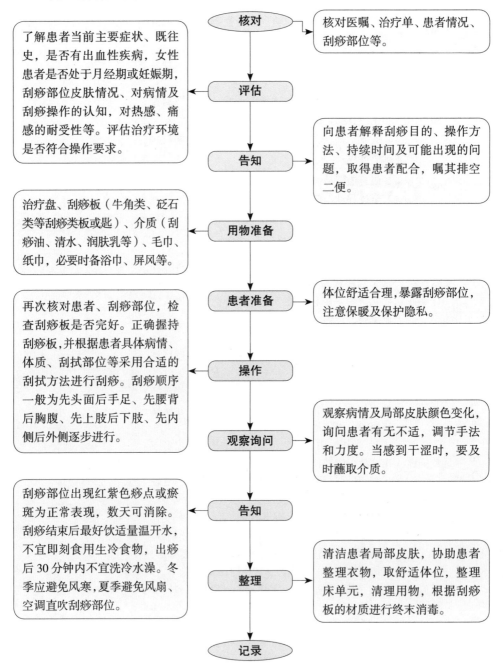

核对
核对医嘱、治疗单、患者情况、刮痧部位等。

了解患者当前主要症状、既往史，是否有出血性疾病，女性患者是否处于月经期或妊娠期，刮痧部位皮肤情况、对病情及刮痧操作的认知，对热感、痛感的耐受性等。评估治疗环境是否符合操作要求。
评估

告知
向患者解释刮痧目的、操作方法、持续时间及可能出现的问题，取得患者配合，嘱其排空二便。

治疗盘、刮痧板（牛角类、砭石类等刮痧类板或匙）、介质（刮痧油、清水、润肤乳等）、毛巾、纸巾，必要时备浴巾、屏风等。
用物准备

患者准备
体位舒适合理，暴露刮痧部位，注意保暖及保护隐私。

再次核对患者、刮痧部位，检查刮痧板是否完好。正确握持刮痧板，并根据患者具体病情、体质、刮拭部位等采用合适的刮拭方法进行刮痧。刮痧顺序一般为先头面后手足、先腰背后胸腹、先上肢后下肢、先内侧后外侧逐步进行。
操作

观察询问
观察病情及局部皮肤颜色变化，询问患者有无不适，调节手法和力度。当感到干涩时，要及时蘸取介质。

刮痧部位出现红紫色痧点或痧斑为正常表现，数天可消除。刮痧结束后最好饮适量温开水，不宜即刻食用生冷食物，出痧后 30 分钟内不宜洗冷水澡。冬季应避免风寒，夏季避免风扇、空调直吹刮痧部位。
告知

整理
清洁患者局部皮肤，协助患者整理衣物，取舒适体位，整理床单元，清理用物，根据刮痧板的材质进行终末消毒。

记录

图 6-1-5 刮痧法操作流程图

第二节　耳部全息铜砭刮痧法

耳部全息铜砭刮痧法是在耳部全息理论和李氏虎符铜砭刮痧的基础上，使用与人体可达到很好共振频率的黄铜制作的刮痧板，在耳部进行刮痧，促进气血运行、疏通经络、调理脏腑功能、平衡阴阳等，从而达到预防和治疗疾病的一种中医外治方法。

一、适应证

适用于各种类型的失眠，颈椎病、肩周炎、腹胀、消化不良、便秘，头晕、头痛、眩晕，月经不调、痛经等。

二、评估内容

1. 了解患者当前主要症状、体征及既往史，女性患者是否处于妊娠期，舌象、脉象。

2. 检查患者耳部皮肤是否完好。

3. 评估患者心理状况及对疼痛的耐受程度。

4. 评估操作环境是否符合要求。

三、用物准备

耳部专用铜砭刮痧板、刮痧油、75%酒精、弯止血钳、棉球、小方纱。

四、操作流程

（一）操作前准备

1. 仪表大方，举止端庄，态度和蔼，洗手，戴口罩。

2. 携用物至患者床旁，核对床号、姓名、年龄、诊断，询问患者二便情况，向患者解释操作目的、方法及注意事项。

3. 根据病情协助患者取舒适且便于操作的体位（坐位、仰卧位或侧卧位）。

4.评估患者全身情况，检查耳部皮肤，根据辨证确定耳部全息铜砭刮痧方案。

5.用75%酒精棉球清洁患者耳部皮肤，用75%酒精方纱消毒刮痧板。

（二）操作中

1.按摩耳部小周天及大周天。涂刮痧油，用食指或拇指指腹由下向上按摩耳部小周天、大周天2～3分钟。

2.基础刮痧。耳部全息铜砭基础刮痧包括耳前和耳后各个部位，刮痧板与患者耳部皮肤呈30°～45°，刮痧长度以0.5～1.0 cm为宜，每侧耳部约刮拭5分钟。

（1）耳部正面刮痧（图6-2-1）顺序：耳垂→耳轮→耳舟→对耳轮→耳甲腔→耳甲艇→耳甲→三角窝→耳屏。

（2）耳部背面刮痧（图6-2-2）顺序：耳垂背面→耳轮尾背面→耳轮背面→对耳轮后沟→对耳屏后沟→耳甲腔后隆起→耳轮脚后沟→耳甲艇后隆起→对耳轮下脚后沟→三角窝后隆起→耳后至胸锁乳突肌。

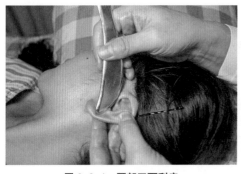
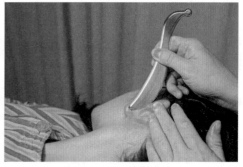

图6-2-1　耳部正面刮痧　　　　　　图6-2-2　耳部背面刮痧

3.重点刮痧。根据辨证选择重点刮拭穴位或部位，每穴位或部位刮拭20～30次，每侧耳部约5分钟。

4.按摩双耳。先按摩耳轮，以拇指、食指沿耳轮4向上→耳轮1→耳尖→耳轮反复按摩至充血发热；后使用食指和中指夹耳稍用力按摩耳前、耳后至双耳充血发热。时间约 5 分钟。

5.观察。观察患者局部皮肤情况，询问患者感受。

（三）操作后

1.用小方纱擦拭残留的刮痧油，协助患者取舒适体位，整理床单元。

2.交代注意事项。耳部刮痧后局部热胀、微痛属正常现象，4 小时内不宜洗澡，避免吹风。刮痧后饮适量温开水。

3.再次核对患者信息，致谢。

4.用 75% 酒精清洁纱布、消毒刮痧板备用，其他物品按消毒隔离要求处理。

5.洗手，记录。

五、注意事项

1.动作轻柔，力度适中，以略有热胀感、微痛感为宜。

2.刮痧油不宜过多，防止流入耳内。

3.刮痧时注意观察患者病情变化，若出现头晕、目眩、心慌、胸闷气短、汗出、面色苍白、四肢发冷、恶心欲吐等晕刮现象，应立即停止刮痧，协助患者取平卧位，立刻通知医生，协助处理。

4.刮痧时注意患者保暖，避免空调或风扇直吹。刮痧后 4 小时内不宜洗澡，避免吹风。

5.耳部皮肤破损者，严重心血管疾病、出血性疾病者，精神紧张、过饥、过饱、过度疲劳者不宜刮痧，孕妇慎刮。

六、常见并发症及处理

刮痧过程中患者出现头晕、目眩、心慌、胸闷气短、汗出、面色苍白、四肢发冷等晕刮现象，应立即停止操作，让其平卧，注意保暖，安抚其情绪并予饮适量温开水。晕厥者可立即点按人中穴、内关穴，配合医生积极抢救。

七、评分标准

耳部全息铜砭刮痧法操作考核评分标准如表6-2-1所示。

表6-2-1 耳部全息铜砭刮痧法操作考核评分标准

（满分100分）

项目		评分要点	分值	得分	扣分及原因
操作前准备 20 分	仪表	仪表大方，举止端庄，态度和蔼，洗手，戴口罩。	3		
	核对	核对医嘱、治疗单，核对信息完整、准确无误。	5		
	评估	1.了解患者当前主要症状、体征及既往史，女性患者是否处于妊娠期，舌象、脉象。 2.检查患者耳部皮肤是否完好。 3.评估患者心理状况及对疼痛的耐受程度。 4.评估操作环境是否符合要求。	8		
	用物准备	耳部专用铜砭刮痧板、刮痧油、75%酒精、弯止血钳、棉球、小方纱。	4		
操作过程 60 分	核对告知	携用物至患者床旁，核对床号、姓名、年龄、诊断、治疗部位，告知患者配合方法。	5		
	体位	根据病情协助患者取舒适且便于操作的体位（坐位、仰卧位或侧卧位）。注意患者保暖，避免直接吹风。	5		
	定方案	根据辨证，选择重点刮拭穴位或部位，确定治疗方案。	5		
	清洁、消毒	用75%酒精棉球清洁患者耳部皮肤，用75%酒精方纱消毒刮痧板。	3		
	刮痧	1.按摩耳部小周天及大周天2～3分钟。 2.基础刮痧。 （1）耳部正面刮痧顺序：耳垂→耳轮→耳舟→对耳轮→耳甲腔→耳甲艇→耳甲→三角窝→耳屏。约刮拭5分钟。 （2）耳部背面刮痧顺序：耳垂背面→耳轮尾背面→耳轮背面→对耳轮后沟→对耳屏后沟→耳甲腔后隆起→耳轮脚后沟→耳甲艇后隆起→对耳轮下脚后沟→三角窝后隆起→耳后至胸锁乳突肌。约刮拭5分钟。	25		

续表

项目		评分要点	分值	得分	扣分及原因
操作过程 60分	刮痧	3. 重点刮痧。根据辨证选择重点刮拭穴位或部位，每穴位或部位刮拭 20～30 次，每侧耳部约 5 分钟。 4. 按摩双耳约 5 分钟。	25		
	刮毕	用小方纱擦拭残留的刮痧油。	3		
	观察	观察患者局部皮肤情况，询问患者感受。	5		
	整理	协助患者取舒适体位，整理床单元及用物。	3		
	交代注意事项	耳部刮痧后局部热胀、微痛属正常现象，4 小时内不宜洗澡，避免吹风。刮痧后饮适量温开水。	6		
终末质量 20分	操作后评价	1. 语言通俗易懂，态度和蔼，沟通有效。 2. 全过程动作熟练、规范，符合操作原则。 3. 患者配合操作、无不良反应。	8		
	记录	记录及时、完整、准确。	2		
	回答问题	1. 目的：通过促进气血运行、疏通经络、调理脏腑功能、平衡阴阳等达到防病治病的目的。 2. 注意事项。 （1）动作轻柔，力度适中，以略有热胀感、微痛感为宜。 （2）刮痧油不宜过多，防止流入耳内。 （3）刮痧时注意观察患者病情变化，若出现头晕、目眩、心慌、胸闷气短、汗出、面色苍白、四肢发冷、恶心欲吐等晕刮现象，应立即停止刮痧，协助患者取平卧位，立刻通知医生，协助处理。 （4）刮痧时注意患者保暖，避免空调或风扇直吹。刮痧后 4 小时内不宜洗澡，避免吹风。 （5）耳部皮肤破损，严重心血管疾病、出血性疾病者，精神紧张、过饥、过饱、过度疲劳者不宜刮痧，孕妇慎刮。	10		

八、操作流程图

耳部全息铜砭刮痧法操作流程如图 6-2-3 所示。

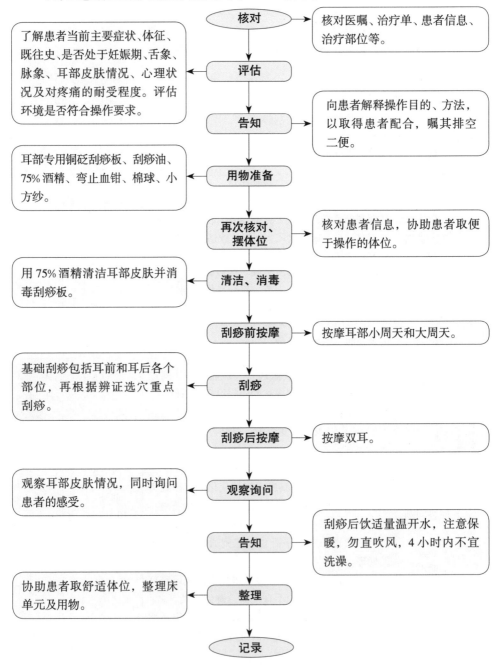

图 6-2-3　耳部全息铜砭刮痧法操作流程图

第三节　中药保留灌肠法

中药保留灌肠法属中医治法中的"导法"范畴，源于治疗八法中的"下法"，属中医内病外治法之一，是指将中药药液通过肛管从肛门灌入直肠或结肠，使药液保留在肠道内，通过肠黏膜吸收以达到治疗疾病目的的一种操作方法。临床上常用的中药保留灌肠法有注入法和滴注法两种。肺与大肠相表里，药物在大肠吸收后，循经输布于肺，肺主治节，有宣发肃降之功，将药效敷布于全身，以达清热解毒、活血化瘀、攻积除滞、升清降浊、启闭宣壅、调畅气机等功效。

一、适应证

1. 结肠炎、直肠炎、慢性痢疾、肛窦炎、慢性便秘、肠道寄生虫病等。
2. 腹部手术后胃肠功能紊乱或不完全性肠梗阻。
3. 盆腔炎性疾病、带下病、症瘕、痛经。
4. 发热、急性胰腺炎、肾衰竭病、肝性脑病、精浊。

二、评估内容

1. 了解患者当前主要症状、体征、既往史及药物过敏史。
2. 了解患者有无大便失禁、女性患者是否处于妊娠期。
3. 了解患者肛周皮肤情况。
4. 评估患者心理状况及合作程度。
5. 评估治疗环境是否符合患者隐私保护和保暖要求。

三、用物准备

中药药液、一次性肛管（14～16号）或吸痰管、棉签、润滑剂、一次性手套、橡胶单、一次性治疗巾、水温计、垫枕，必要时备便盆、屏风。注入法另备甘油注射器、治疗碗、温开水、止血钳。滴注法另备一次性灌肠器或一次性输液管/输血器、网兜。

四、操作流程

（一）操作前准备

1. 仪表大方，举止端庄，态度和蔼，洗手，戴口罩。

2. 携用物至患者床旁，核对床号、姓名、年龄、治疗部位，询问二便情况，向患者解释操作目的、方法及配合事项。

3. 关闭门窗，调节适宜的室温，必要时为患者遮挡。

4. 将中药药液加温，成人 39 ～ 41 ℃，儿童 36 ～ 37 ℃。

（二）操作中

1. 体位。根据病变部位协助患者取左侧或右侧卧位，用垫枕或升起床尾以抬高臀部 10 cm，垫橡胶单、一次性治疗巾于臀下，充分暴露肛门，注意保暖和遮挡。

2. 灌药方法。

（1）注入法。将中药药液倒至治疗碗内，测量药液温度（成人 39 ～ 41 ℃，儿童 36 ～ 37 ℃）。用甘油注射器抽吸药液，连接肛管，用润滑剂润滑肛管前段，排气后用止血钳夹紧肛管置于弯盘内。嘱患者张口呼吸，左手分开臀部，右手将肛管前段轻柔插入肛门（新生儿 1 ～ 2 cm，婴儿 2.5 ～ 4.0 cm，幼儿 5 ～ 7 cm，学龄前期、学龄期及青春期 7 ～ 10 cm，成人 15 ～ 20 cm）或根据病变部位选择肛管插入的深度，松开止血钳，缓慢推注药液，以每分钟 10 ～ 14 mL 的速度注入药液为宜（即 15 ～ 20 分钟内匀速注完 200 mL）。注入完毕，夹闭肛管，将注射器与肛管分离，再次抽吸药液，连接肛管注入药液，如此反复，直至药液注完，再注入温水 5 ～ 10 mL，夹闭肛管轻柔拔出，擦净肛门。

（2）滴注法。测量药液温度（成人 39 ～ 41 ℃，儿童 36 ～ 37 ℃），倒入一次性灌肠器内，或用清洁剪刀将一次性输液管前端剪断后，连接中药袋并排出气体，挂于输液架上，药液面距肛门不超过 30 cm。连接肛管或吸痰管，用润滑剂润滑肛管或吸痰管前段，排气后夹闭调节器并将肛管或吸痰管置于弯盘内。嘱患者张口呼吸，左手分开臀部，右手将肛管或吸痰管前段轻柔插入肛门（深度同注入法）或根据病变部位选择肛管或吸痰管插入的深度，松开调节器，根据病情调节滴入速度，以每分钟 10 ～ 14 mL 的速度滴入药液为宜（即 15 ～ 20 分钟内匀速滴完 200 mL）。滴入完毕，夹闭肛管或吸痰管轻柔拔出，擦净肛门。

3. 观察。灌药过程中注意观察患者病情，随时询问患者感受。

（1）询问患者是否有腹胀、腹痛、便意以及对药液温度感觉，如有不适停止灌药或调节药液温度。

（2）观察患者面色、汗出情况，发现异常立即停止，及时处理。

（3）观察药液有无溢出，以便调节插管深度、药液面高度、灌药速度。

（三）操作后

1. 协助患者整理衣物，取舒适卧位，注意保暖，整理床单元，观察患者用药后反应。

2. 交代注意事项。嘱患者卧床休息，尽可能忍耐，使药液保留 1 小时以上充分吸收；如有不适及时告知。

3. 再次核对患者信息，致谢。

4. 洗手，记录，签名。

5. 清理用物，按消毒技术规范要求分类整理使用过的物品。

五、注意事项

1. 操作前先了解患者的病变部位，以便掌握灌肠的卧位和肛管插入的深度。慢性痢疾病变多在直肠和乙状结肠，宜取左侧卧位，插入深度以 15 ～ 20 cm 为宜；溃疡性结肠炎病变多在乙状结肠或降结肠，插入深度以 18 ～ 25 cm 为宜；阿米巴痢疾病变多在回盲部，宜取右侧卧位。

2. 灌肠前应排空大便，选择稍细的肛管，药液量不宜过多，压力要小，灌注速度宜慢，以减少刺激，使灌入的药液保留较长的时间，利于肠黏膜吸收。

3. 如插管受阻，嘱患者张口呼吸，不用腹压，轻巧缓慢插入；如有肛管紧贴肠壁或有被大便堵塞之感，可将肛管轻轻拔出再缓缓插入或挤压滴管，使药液缓缓滴入；抬高臀部，防止药液溢出。

4. 肠道疾病以晚间睡眠前灌肠为宜，此时活动较少又不进食，药液易于保留，发挥疗效。

5.当患者出现脉搏细数、面色苍白、出冷汗、剧烈腹痛、心慌等，应立即停止灌肠并报告医生。

6.急腹症、消化道出血、大便失禁、严重腹泻、严重痔疮、女性月经期 / 妊娠期 / 产褥期、结肠 / 直肠 / 肛门手术后伤口未愈合患者禁用。

六、常见并发症及处理

1.肠道黏膜损伤。肛门出血或便血，疼痛，排便时加剧。配合医生止血止痛等对症处理，注意观察患者生命体征、疼痛及大便颜色、量、性状。

2.肠穿孔。灌肠过程中患者突然觉得腹胀、腹痛，查体腹部有压痛或反跳痛。遵医嘱进行急诊手术前准备。

3.虚脱。灌肠过程中患者突然恶心、头晕、面色苍白、出冷汗、晕厥等。立即停止操作，使患者平卧休息，吸氧，协助医生处理。

七、评分标准

中药保留灌肠法操作考核评分标准如表 6-3-1 所示。

表 6-3-1　中药保留灌肠法操作考核评分标准

（满分 100 分）

项目		评分要点	分值	得分	扣分及原因
操作前准备20分	仪表	仪表大方，举止端庄，态度和蔼，洗手，戴口罩。	3		
	核对	核对医嘱、治疗单，核对信息完整、准确无误。	5		
	评估	1.了解患者当前主要症状、体征、既往史及药物过敏史。2.了解患者有无大便失禁、女性患者是否处于妊娠期。3.了解患者肛周皮肤情况。4.评估患者心理状况及合作程度。5.评估治疗环境是否符合患者隐私保护和保暖要求。	8		

续表

项目		评分要点	分值	得分	扣分及原因
操作前准备 20分	用物准备	中药药液、一次性肛管（14～16号）或吸痰管、棉签、润滑剂、一次性手套、橡胶单、一次性治疗巾、水温计、垫枕，必要时备便盆、屏风。注入法另备甘油注射器、治疗碗、温开水、止血钳。滴注法另备一次性灌肠器或一次性输液管/输血器、网兜。	4		
操作过程 65分	核对告知	携用物至患者床旁，核对床号、姓名、年龄、治疗部位，告知患者配合事项。	5		
	体位	根据病变部位协助患者取左侧或右侧卧位，用垫枕或升起床尾以抬高臀部10 cm，垫橡胶单、一次性治疗巾于臀下，充分暴露肛门，注意为患者保暖和遮挡。	3		
	注入法	1. 备药。将中药药液倒至治疗碗内，测量药液温度（成人39～41 ℃，儿童36～37 ℃）。用甘油注射器抽吸药液，连接肛管，用润滑剂润滑肛管前段，排气后用止血钳夹紧肛管置于弯盘内。	8		
		2. 注药。嘱患者张口呼吸，左手分开臀部，右手将肛管前段轻柔插入肛门（新生儿1～2 cm，婴儿2.5～4.0 cm，幼儿5～7 cm，学龄前期、学龄期及青春期7～10 cm，成人15～20 cm）或根据病变部位选择肛管插入的深度，松开止血钳，缓慢推注药液，以每分钟10～14 mL的速度注入药液为宜（即15～20分钟内匀速注完200 mL）。	12		
		3. 注毕。夹闭肛管，将注射器与肛管分离，再次抽吸药液，连接肛管注入药液，如此反复，直至药液注完，再注入温水5～10 mL，夹闭肛管轻柔拔出，擦净肛门。	2		

续表

项目		评分要点	分值	得分	扣分及原因
操作过程 65分	滴注法	1. 备药。测量药液温度（成人39～41℃，儿童36～37℃），倒入一次性灌肠器内，或用清洁剪刀将一次性输液管前端剪断后，连接中药袋并排出气体，挂于输液架上，药液面距肛门不超过30 cm。连接肛管或吸痰管，用润滑剂润滑肛管或吸痰管前段，排气后夹闭调节器并将肛管或吸痰管置于弯盘内。	8		
		2. 滴药。嘱患者张口呼吸，左手分开臀部，右手将肛管或吸痰管前段轻柔插入肛门（深度同注入法）或根据病变部位选择肛管或吸痰管插入的深度，松开调节器，根据病情调节滴入速度，以每分钟10～14 mL的速度滴入药液（即15～20分钟内匀速滴完200 mL）。	12		
		3. 滴毕。夹闭肛管或吸痰管轻柔拔出，擦净肛门。	2		
	观察	1. 询问患者是否有腹胀、腹痛、便意以及对药液温度感觉，如有不适停止灌药或调节药液温度。 2. 观察患者面色、汗出情况，发现异常立即停止，及时处理。 3. 观察药液有无溢出，以便调节插管深度、药液面高度、灌药速度。	3		
	整理	协助患者穿衣，取舒适体位，整理床单元及用物。	5		
	交代注意事项	嘱患者卧床休息，尽可能忍耐，使药液保留1小时以上充分吸收；如有不适及时告知。	5		
终末质量 15分	操作后评价	1. 语言通俗易懂，态度和蔼，沟通有效。 2. 全过程动作熟练、规范，符合操作原则。 3. 患者配合操作、无不良反应。	5		
	记录	记录及时、完整、准确。	2		

续表

	项目	评分要点	分值	得分	扣分及原因
终末质量 15 分	回答问题	1. 目的：清热解毒、消肿散结、泄浊排毒、活血化瘀、行气止痛等。 2. 注意事项。 （1）操作前先了解患者的病变部位，以便掌握灌肠的卧位和肛管插入的深度。慢性痢疾病变多在直肠和乙状结肠，宜取左侧卧位，插入深度以 15～20 cm 为宜；溃疡性结肠炎病变多在乙状结肠或降结肠，插入深度以 18～25 cm 为宜；阿米巴痢疾病变多在回盲部，宜取右侧卧位。 （2）灌肠前应排空大便，选择稍细的肛管，药液量不宜过多，压力要小，灌注速度宜慢，以减少刺激，使灌入的药液能保留较长的时间，利于肠黏膜吸收。 （3）如插管受阻，嘱患者张口呼吸，不用腹压，轻巧缓慢插入；如有肛管紧贴肠壁或有被大便堵塞之感，可将肛管轻轻拔出再缓缓插入或挤压滴管，使药液缓缓滴入；抬高臀部，防止药液溢出。 （4）肠道疾病以晚间睡眠前灌肠为宜，此时活动较少又不进食，药液易于保留，发挥疗效。 （5）当患者出现脉搏细数、面色苍白、出冷汗、剧烈腹痛、心慌等，应立即停止灌肠并报告医生。 （6）急腹症、消化道出血、大便失禁、严重腹泻、严重痔疮、女性月经期 / 妊娠期 / 产褥期、结肠 / 直肠 / 肛门手术后伤口未愈合患者禁用。	8		

八、操作流程图

中药保留灌肠法操作流程如图 6-3-1 所示。

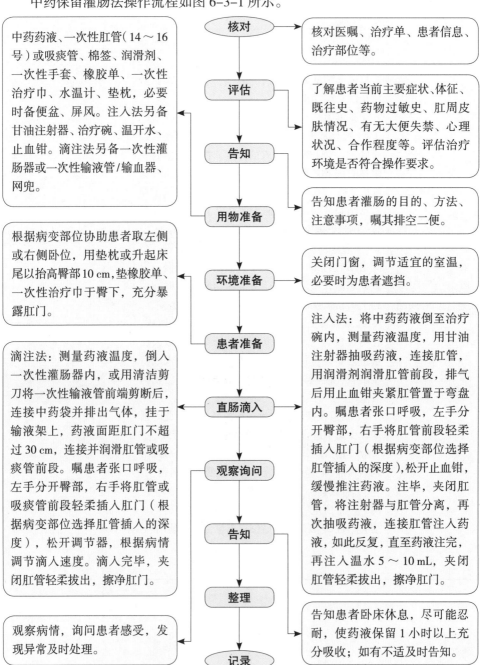

图 6-3-1 中药保留灌肠法操作流程图

第四节　中药结肠透析法

中药结肠透析法是应用中草药制剂，以结肠壁为滤过膜，依靠结肠黏膜弥散作用、肠腺的吸收和排泄功能，达到清除机体内蓄积的毒素及紊乱菌群，维持水、电解质、酸碱平衡，调和气血、温经通络、活血化瘀、驱邪扶正、澄源固本，减少并发症等目的的一种治疗方法。临床上常采用传统结肠透析法和机器结肠透析法。

一、适应证

适用于急慢性肾小球肾炎、慢性肾衰竭、急性肾损伤，高尿酸血症，重症肝炎、急性胰腺炎、盆腔炎、肝硬化，急慢性结肠炎、顽固性便秘、腹泻，高热，失眠、内分泌失调、肥胖。

二、评估内容

1. 了解患者当前主要症状、体征、过敏史、心理状况。

2. 了解女性患者是否处于月经期或妊娠期。

3. 了解患者是否过饥或过饱。

4. 观察患者肛周皮肤情况，了解有无灌肠禁忌证。

5. 评估治疗环境是否符合患者隐私保护和保暖要求。

三、用物准备

（一）传统结肠透析法

一次性肛肠导管、Y形管接头、止血钳、连接管路、结肠透析液、引流袋、注射器、纱布、手套、石蜡油或凡士林、棉球、卫生纸、一次性垫巾，必要时备屏风。

（二）机器结肠透析法

结肠透析治疗机、结肠透析导管［可选用单腔导管、双腔套管（图 6-4-1）］、一次性肛肠导管、电子钳或止血钳、结肠透析液、注射器、纱布、手套、石蜡油或凡士林、棉球、棉签、卫生纸、一次性垫巾，必要时备屏风。

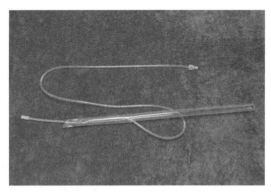

图 6-4-1　双腔套管

四、操作流程

（一）操作前

1. 仪表大方，举止端庄，态度和蔼，洗手，戴口罩。

2. 核对医嘱、治疗单、患者身份信息。

3. 解释操作目的及配合事项。耐心细致地向患者讲明结肠透析的目的、过程、效果及要求，让患者有一个良好的心理状态配合治疗。

4. 治疗前按规范要求，制定妥善的治疗方案、分析潜在的风险及应急预案，向患者说明可能发生的并发症、操作中可能存在的潜在风险，并签署治疗知情同意书。

5. 患者准备。结肠透析前一晚遵医嘱给予患者缓泻剂，嘱其进食少渣食物，透析前勿进食过饱，并嘱其排空膀胱，以减低腹腔压力，减轻透析时引起的不适；治疗前让患者更换一次性裤子。透析前 15 分钟测体温、脉搏、呼吸、血压、体重，检查患者腹部有无压痛、肌紧张等情况，如有异常暂停进行。

6. 遵医嘱配制结肠透析液或中药结肠透析液。

7. 体位取侧俯卧位，即患者取左侧卧位，退裤至膝下，左下肢伸直，右下肢屈曲，嘱患者将身体向左旋转30°～40°，呈侧俯卧位，臀部垫高20～25 cm；或屈髋屈膝，暴露出肛门部位。

（二）操作中

1.传统结肠透析法。

（1）管路的连接。Y形连接管向下的一个端口与一次性肛肠导管连接，另两个端口分别与结肠透析液、引流袋连接，并分别用止血钳固定连接管路，控制液体的进出。

（2）插管。先润滑肛肠导管和肛门口，再缓慢将肛肠导管经肛门插入，深度一般以20～35 cm为宜。

（3）灌注。将结肠透析液随重力输入结肠内，透析液在结肠内保留一段时间后，再打开与引流袋连接管路的止血钳，将透析后的废液引入引流袋。如此循环往复，不断进行液体进出交换，结肠透析液量遵医嘱予500 mL／次。结肠透析液循环灌注总量约3000 mL，高位保留灌肠约200 mL。

（4）保留灌肠。将备好的中药药液通过注射器连接的肛肠导管注入结肠深部，保留1～2小时。

（5）观察。插管和灌注过程中，注意患者的耐受性、憋胀感，及时调整插管深度和灌注量，如有不适随时停止治疗。

2.机器结肠透析法。开机预热，检查并调试机器至正常使用状态。向仪器的恒温液箱中注入适量的结肠透析液。按照仪器说明书的指示方法，设定各项治疗参数，包括治疗时间、透析液温度、流速、灌注压力、排泄压力等。

（1）采用单腔导管结肠透析。

①插管。经肛门指检，确定无禁忌证后，轻轻扩肛，用石蜡油或凡士林等润滑剂涂抹单腔导管前端使之充分润滑，缓慢插入肛门约5 cm，将单腔导管的插芯抽出，并连接注液管、排废管，再与机器相连。患者仍保持左侧卧位或转为仰卧位，保持屈髋屈膝。

②肠道清洗。用透析机专配的电子钳或止血钳关闭排污管，调节仪器以每分钟500～700 mL的流速向肠道内注入结肠透析液，当患者有腹胀感时暂停灌注。操作者用手按摩患者的结肠部位，按乙状结肠、降结肠、横结肠顺序按摩，时间3～5分钟或患者感到有便意感为度，打开排污管上的电子钳，让肠内污物排出。

再用较大流速（每分钟 800 ～ 1000 mL）冲洗 1 ～ 2 分钟后，停止排污冲洗。关闭排污管电子钳，让患者稍作休息。

③结肠透析。将透析液放入结肠透析机的恒温液箱中，加温至 37 ～ 40 ℃并保持恒温。关闭排污管上的电子钳，以每分钟 500 ～ 700 mL 的流速向肠道内灌注，当患者有腹胀感时暂停灌注。让透析液在患者肠道内保留约 10 分钟，然后打开电子钳，让透析液排出，循环总量 8000 mL，拔出单腔导管。

④肠道给药。将一次性肛门管插入患者肛门，深度 20 ～ 35 cm，另一端与仪器的出水管相连。把配制好的中药药液放入贮药瓶。向肠道内灌注药液 200 mL，尽量在肠道内保留 1 ～ 2 小时。

（2）采用双腔套管结肠透析。

①插管。首先，使用润滑剂充分润滑肛门，并将细管退至粗管内腔前部端口。其次，将粗管前端涂抹润滑剂后缓慢地插入患者肛门至直肠部位 7 ～ 10 cm，然后开泵灌注液体。再次，开泵灌注，将细管缓慢向结肠高位推进，如遇阻力或观察到压力曲线升高，可将已入细管缓慢拉回，调换方向再推进，插入长度 35 ～ 50 cm。最后，进入治疗状态，监测温度、流量、压力等参数。

②肠道清洗。点击屏幕上的"肠道灌洗"功能键，设定治疗程序，进入肠道灌洗模式，速度每分钟 500 ～ 700 mL，肠道清洗灌洗量据需设定，直至清洗干净为止。

③结肠透析。点击屏幕上的"结肠透析"功能键，设定治疗程序，进入结肠透析模式，速度每分钟 500 ～ 700 mL，透析量约 8000 mL，温度设为 37 ～ 40 ℃，灌注压为 0 ～ 70 kPa，排泄压为 0 ～ 30 kPa，或根据患者耐受情况调节，时间为 1 小时。

④肠道给药。用双腔套管探头行高位灌注者，点击屏幕上的"高位灌注"功能键，灌注药液约 200 mL。停止灌注结束肠道给药后，嘱患者平卧，使药液在肠内保留 1 ～ 2 小时。

（三）操作后

1. 结束或关机，拔管并消毒处理废物。

2. 交代注意事项。嘱患者从左侧卧位转至平躺位置，立即抬高臀部，保持时间为 15 秒左右，后改为右侧卧位，有利于患者将少量的中药药液回流到盲肠部，使中药药液保留时间延长。

3. 洗手，测量患者生命体征并记录。

4. 治疗室通风，每天 1 次空气消毒。

5. 设施管理。

（1）床单元表面用含氯消毒剂（500 mg/L）擦拭。

（2）透析机表面用含氯消毒剂（500 mg/L）擦拭，若排泄物污染到透析机，应用 1000 mg/L 浓度的含氯消毒剂擦拭。

（3）每次治疗结束后应擦地以保持地面清洁，排泄物污染应用含氯消毒剂（1000 mg/L）处理后再进行擦拭。

6. 按消毒技术规范要求分类整理使用过的物品。

五、注意事项

1. 插管过程中，切勿使用暴力，因肠壁较薄，且插管较深，若用力过大，可造成肠壁擦伤。

2. 透析液温度以 37 ～ 40 ℃为宜。

3. 在灌注过程中，当患者感到腹胀至难以忍受时，要向患者说明情况，打开止血钳排污后，继续将止血钳夹闭，重复以上动作。

4. 治疗过程中需经常观察患者面色、呼吸，观察治疗屏幕上显示的压力曲线、流速等，并询问患者的感受。患者如有不适，马上停机并通知医生处理，准备各种抢救设备及药品。

六、常见并发症及处理

1. 虚脱。表现为呼吸困难、心慌、焦躁、频繁出汗等症状。暂停透析，协助患者取半坐卧位，在医生指导下给予吸氧（1 ～ 2 L/min），安抚患者闭目休息，待平稳后继续治疗。

2. 腹胀。治疗过程中可在患者腹部使用热水袋增加舒适感，保持灌肠液的恒温，减少对肠黏膜的冷刺激。检查导管是否扭曲，可采取进二退一的手法，轻轻转动肛管，并嘱患者深呼吸、放松全身，药液灌注完毕后 2 ～ 3 分钟再缓慢拔出肛管，减轻患者的便意感。如出现腹痛加剧，并伴有压痛、反跳痛等症状，要警惕肠穿孔的危险，立即终止治疗，查明原因，对症处理。

3. 肛门疼痛及出血。治疗前进行常规肛门指检，重度痔疮患者不宜选择中药保留灌肠治疗。插管前可用温水泡软肛管，扩肛动作要轻柔，肛管充分润滑后缓慢插入。少量出血无需特殊处理，如大量出血应立即停止治疗，查明原因，对症处理。

4. 大便失禁。根据患者的耐受性，调整合适的速度和灌入量，同时可配合腹部按摩。对于肛门括约肌松弛的患者，可采取少量多次的灌入方法，如有大便失禁情况，及时清除污物并安慰患者，减轻患者的愧疚感及心理压力，使治疗顺利进行。

5. 恐惧。应向患者讲解中药结肠透析治疗的作用、原理、步骤及注意事项，治疗过程中积极与患者交流沟通，消除其紧张感、不适感等。

6. 寒战。治疗过程中注意患者保暖，室温保持 26 ～ 28 ℃，冬天灌注液温度设置在 39 ～ 40 ℃，治疗过程中根据温度变化及时加温。

七、评分标准

1. 传统结肠透析法操作考核评分标准（表 6-4-1）。

表 6-4-1 传统结肠透析法操作考核评分标准

（满分 100 分）

项目		评分要点	分值	得分	扣分及原因
操作前准备 20 分	仪表	仪表大方，举止端庄，态度和蔼，洗手，戴口罩。	3		
	核对	核对医嘱、治疗单，核对信息完整、准确无误。	5		
	评估	1. 了解患者当前主要症状、体征、过敏史、心理状况。 2. 了解女性患者是否处于月经期或妊娠期。 3. 了解患者是否过饥或过饱。 4. 观察患者肛周皮肤情况，了解有无灌肠禁忌证。 5. 评估治疗环境是否符合患者隐私保护和保暖要求。	8		
	用物准备	一次性肛肠导管、Y 形管接头、止血钳、连接管路、结肠透析液、引流袋、注射器、纱布、手套、石蜡油或凡士林、棉球、卫生纸、一次性垫巾，必要时备屏风。	4		

续表

项目		评分要点	分值	得分	扣分及原因
操作过程 60 分	核对告知	核对患者床号、姓名、年龄，告知患者操作流程和配合方法。	5		
	体位	协助患者取左侧卧位，退裤至膝下，左下肢伸直，右下肢屈曲，嘱患者将身体向左旋转 30°～40°，呈侧俯卧位，臀部垫高 20～25 cm；或屈髋屈膝，暴露出肛门部位。	5		
	操作	1. 管路的连接。Y 形连接管向下的一个端口与一次性肛肠导管连接，另两个端口分别与结肠透析液、引流袋连接，并分别用止血钳固定连接管路，控制液体的进出。 2. 插管。先润滑肛肠导管和肛门口，再缓慢将肛肠导管经肛门插入，深度一般以 20～35 cm 为宜。 3. 灌注。将结肠透析液随重力输入结肠内，透析液在结肠内保留一段时间后，再打开与引流袋连接管路的止血钳，将透析后的废液引入引流袋。如此循环往复，不断进行液体进出交换，结肠透析液量遵医嘱予 500 mL / 次。结肠透析液循环灌注总量约 3000 mL，高位保留灌肠约 200 mL。 4. 保留灌肠。将备好的中药药液通过注射器接的肛肠导管注入结肠深部，保留 1～2 小时。	30		
	观察	插管和灌注过程中，观察患者的耐受性、憋胀感，及时调整插管深度和灌注量，如有不适随时停止治疗。	10		
	整理	按消毒技术规范要求分类整理使用过的物品。	5		
	交代注意事项	治疗结束后，嘱患者从左侧卧位转至平躺位置，立即抬高臀部，保持时间为 15 秒左右，后改为右侧卧位，有利于患者将少量的中药药液回流到盲肠部，使中药药液保留时间延长。	5		

续表

项目		评分要点	分值	得分	扣分及原因
终末质量20分	操作后评价	1. 语言通俗易懂、态度和蔼、沟通有效。 2. 全过程动作熟练、规范，符合操作原则。 3. 患者配合操作、无不良反应。	8		
	记录	记录及时、完整、准确。	2		
	回答问题	1. 目的：清除机体内蓄积的毒素及紊乱菌群，维持水、电解质、酸碱平衡，调和气血、温经通络、活血化瘀、驱邪扶正、澄源固本，减少并发症。 2. 注意事项。 （1）插管过程中，切勿使用暴力，因肠壁较薄，且插管较深，若用力过大，可造成肠壁擦伤。 （2）透析液温度以 37 ~ 40 ℃为宜。 （3）在灌注过程中，当患者感到腹胀难以忍受时，要向患者说明情况，打开止血钳排污后，继续将止血钳夹闭，重复以上动作。	10		

2. 机器结肠透析法操作考核评分标准（表 6-4-2）。

表 6-4-2　机器结肠透析法操作考核评分标准

（满分 100 分）

项目		评分要点	分值	得分	扣分及原因
操作前准备20分	仪表	仪表大方，举止端庄，态度和蔼，洗手，戴口罩。	3		
	核对	核对医嘱、治疗单，核对信息完整、准确无误。	5		
	评估	1. 了解患者当前主要症状、体征、过敏史、心理状况。 2. 了解女性患者是否处于月经期或妊娠期。 3. 了解患者是否过饥或过饱。 4. 观察患者肛周皮肤情况，了解有无灌肠禁忌证。 5. 评估治疗环境是否符合患者隐私保护和保暖要求。	8		

续表

项目		评分要点	分值	得分	扣分及原因
操作前准备 20分	用物准备	结肠透析治疗机、结肠透析导管（可选用单腔导管、双腔套管）、一次性肛肠导管、电子钳或止血钳、结肠透析液、注射器、纱布、手套、石蜡油或凡士林、棉球、棉签、卫生纸、一次性垫巾，必要时备屏风。	4		
操作过程 60分	核对告知	核对患者床号、姓名、年龄，告知患者操作流程和配合方法，关闭门窗，为患者遮挡。	5		
	机器准备	连接结肠透析机电源，检查仪器性能，使其处于备用状态。	2		
	体位	协助患者取左侧卧位，退裤至膝下，左下肢伸直，右下肢屈曲，嘱患者将身体向左旋转30°～40°，呈侧俯卧位，臀部垫高20～25 cm；或屈髋屈膝，暴露出肛门部位。	3		
	操作	1.开机预热，检查并调试机器至正常使用状态。向仪器的恒温液箱中注入适量的结肠透析液。按照仪器说明书的指示方法，设定各项治疗参数，包括治疗时间、透析液温度、流速、灌注压力、排泄压力等。 2.插管。经肛门指检，确定无禁忌证后，轻轻扩肛。 （1）单腔导管。用石蜡油或凡士林等润滑剂涂抹单腔导管前端使之充分润滑，缓慢插入肛门约5 cm，将单腔导管的插芯抽出，并连接注液管、排废管，再与机器相连。患者仍保持左侧卧位或转为仰卧位，保持屈髋屈膝。 （2）双腔套管。首先，使用润滑剂充分润滑肛门，并将细管退至粗管内腔前部端口。其次，将粗管前端涂抹润滑剂后缓慢地插入患者肛门至直肠部位7～10 cm，然后开泵灌注液体。再次，开泵灌注，将细管缓慢向结肠高位推进，如遇阻力或观察压力曲线升高可将已入细管缓慢拉回，调换方向再推进，插入长度35～50 cm。最后，进入治疗状态，监测温度、流量、压力等参数。	30		

续表

项目		评分要点	分值	得分	扣分及原因
操作过程 60 分	操作	3. 透析。 （1）用单腔导管行结肠透析者，将透析液放入结肠透析机的恒温液箱中，加温至 37～40 ℃并保持恒温。关闭排污管上的电子钳，以每分钟 500～700 mL 的流速向肠道内灌注，当患者有腹胀感时暂停灌注。让透析液在患者肠道内保留约 10 分钟，然后打开电子钳，让透析液排出，循环总量 8000 mL，拔出单腔导管。 （2）用双腔套管行结肠透析者，点击屏幕上的"结肠透析"功能键，设定治疗程序，进入结肠透析模式，速度每分钟 500～700 mL，透析量约 8000 mL，温度设为 37～40 ℃，灌注压为 0～70 kPa，排泄压为 0～30 kPa，或根据患者耐受情况调节，时间为 1 小时。 4. 肠道给药。 （1）用单腔导管行高位灌注者，将一次性肛门管插入患者肛门，深度 20～35 cm，另一端与仪器的出水管相连。把配制好的中药药液放入贮药瓶。向肠道内灌注药液 200 mL，尽量在肠道内保留 1～2 小时。 （2）用双腔套管行高位灌注者，点击屏幕上的"高位灌注"功能键，灌注药液约 200 mL。停止灌注结束肠道给药后，嘱患者平卧，使药液在肠内保留 1～2 小时。	30		
	观察	治疗过程中需经常观察患者面色、呼吸，观察治疗屏幕上显示的压力曲线、流速等，并询问患者的感受。患者如有不适，马上停机并通知医生处理，准备各种抢救设备及药品。	10		

续表

项目		评分要点	分值	得分	扣分及原因
操作过程 60 分	整理	1.透析机及监护仪表面用含氯消毒剂（500 mg / L）擦拭，若排泄物污染到透析机，应用 1000 mg / L 浓度的含氯消毒剂擦拭。 2.按消毒技术规范要求分类整理使用过的物品。	5		
	交代注意事项	治疗结束后，嘱患者从左侧卧位转至平躺位置，立即抬高臀部，保持时间为 15 秒左右，后改为右侧卧位，有利于患者将少量的中药药液回流到盲肠部，使中药药液保留时间延长。	5		
终末质量 20 分	操作后评价	1.语言通俗易懂，态度和蔼，沟通有效。 2.全过程动作熟练、规范，符合操作原则。 3.患者配合操作、无不良反应。	8		
	记录	记录及时、完整、准确。	2		
	回答问题	1.目的：清除机体内蓄积的毒素及紊乱菌群，维持水、电解质、酸碱平衡，调和气血、温经通络、活血化瘀、驱邪扶正、澄源固本，减少并发症。 2.注意事项。 （1）插管过程中，切勿使用暴力，因肠壁较薄，且插管较深，若用力过大，可造成肠壁擦伤。 （2）透析液温度以 37 ～ 40 ℃为宜。 （3）在灌注过程中，当患者感到腹胀至难以忍受时，要向患者说明情况，打开止血钳排污后，继续将止血钳夹闭，重复以上动作。 （4）治疗过程中需经常观察患者面色、呼吸，观察治疗屏幕上显示的压力曲线、流速等，并询问患者的感受。患者如有不适，马上停机并通知医生处理，准备各种抢救设备及药品。	10		

八、操作流程图

1. 传统结肠透析法操作流程（图 6-4-2）。

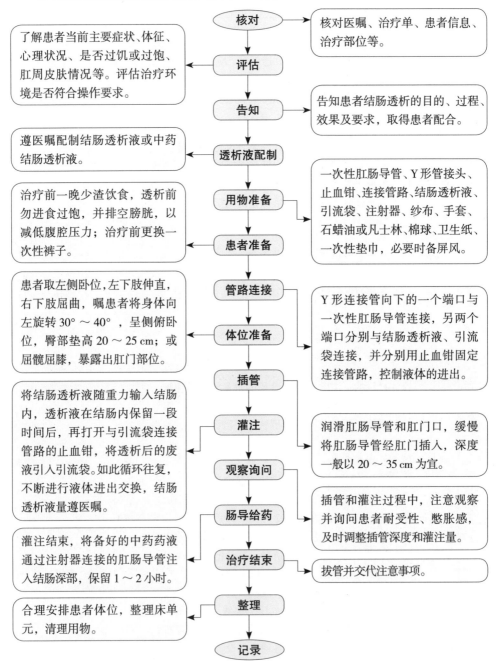

图 6-4-2 传统结肠透析法操作流程图

了解患者当前主要症状、体征、心理状况、是否过饥或过饱、肛周皮肤情况等。评估治疗环境是否符合操作要求。

核对医嘱、治疗单、患者信息、治疗部位等。

告知患者结肠透析的目的、过程、效果及要求，取得患者配合。

遵医嘱配制结肠透析液或中药结肠透析液。

治疗前一晚少渣饮食，透析前勿进食过饱，并排空膀胱，以减低腹腔压力；治疗前更换一次性裤子。

一次性肛肠导管、Y 形管接头、止血钳、连接管路、结肠透析液、引流袋、注射器、纱布、手套、石蜡油或凡士林、棉球、卫生纸、一次性垫巾，必要时备屏风。

患者取左侧卧位，左下肢伸直，右下肢屈曲，嘱患者将身体向左旋转 30° ~ 40°，呈侧俯卧位，臀部垫高 20 ~ 25 cm；或屈髋屈膝，暴露出肛门部位。

Y 形连接管向下的一个端口与一次性肛肠导管连接，另两个端口分别与结肠透析液、引流袋连接，并分别用止血钳固定连接管路，控制液体的进出。

将结肠透析液随重力输入结肠内，透析液在结肠内保留一段时间后，再打开与引流袋连接管路的止血钳，将透析后的废液引入引流袋。如此循环往复，不断进行液体进出交换，结肠透析液量遵医嘱。

润滑肛肠导管和肛门口，缓慢将肛肠导管经肛门插入，深度一般以 20 ~ 35 cm 为宜。

插管和灌注过程中，注意观察并询问患者耐受性、憋胀感，及时调整插管深度和灌注量。

灌注结束，将备好的中药药液通过注射器连接的肛肠导管注入结肠深部，保留 1 ~ 2 小时。

拔管并交代注意事项。

合理安排患者体位，整理床单元，清理用物。

核对 → 评估 → 告知 → 透析液配制 → 用物准备 → 患者准备 → 管路连接 → 体位准备 → 插管 → 灌注 → 观察询问 → 肠导给药 → 治疗结束 → 整理 → 记录

2.机器结肠透析法操作流程（图6-4-3）。

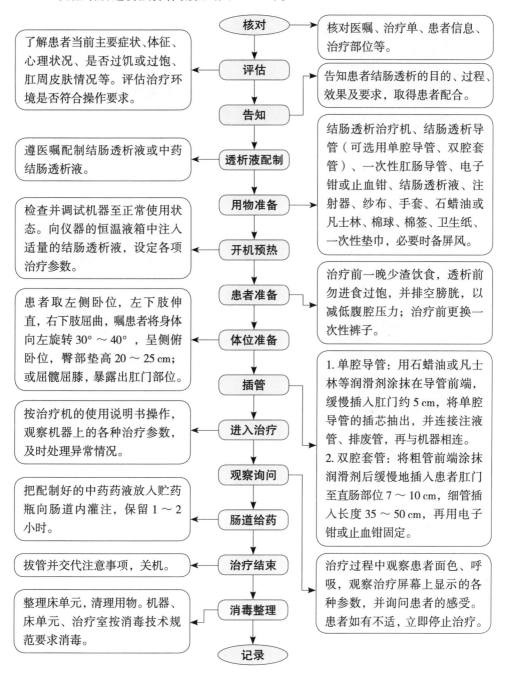

了解患者当前主要症状、体征、心理状况、是否过饥或过饱、肛周皮肤情况等。评估治疗环境是否符合操作要求。

核对 → 核对医嘱、治疗单、患者信息、治疗部位等。

评估

告知 → 告知患者结肠透析的目的、过程、效果及要求，取得患者配合。

遵医嘱配制结肠透析液或中药结肠透析液。

透析液配制

结肠透析治疗机、结肠透析导管（可选用单腔导管、双腔套管）、一次性肛肠导管、电子钳或止血钳、结肠透析液、注射器、纱布、手套、石蜡油或凡士林、棉球、棉签、卫生纸、一次性垫巾，必要时备屏风。

检查并调试机器至正常使用状态。向仪器的恒温液箱中注入适量的结肠透析液，设定各项治疗参数。

用物准备

开机预热

患者准备 → 治疗前一晚少渣饮食，透析前勿进食过饱，并排空膀胱，以减低腹腔压力；治疗前更换一次性裤子。

患者取左侧卧位，左下肢伸直，右下肢屈曲，嘱患者将身体向左旋转30°～40°，呈侧俯卧位，臀部垫高20～25 cm；或屈髋屈膝，暴露出肛门部位。

体位准备

插管

1.单腔导管：用石蜡油或凡士林等润滑剂涂抹在导管前端，缓慢插入肛门约5 cm，将单腔导管的插芯抽出，并连接注液管、排废管，再与机器相连。

按治疗机的使用说明书操作，观察机器上的各种治疗参数，及时处理异常情况。

进入治疗

观察询问

2.双腔套管：将粗管前端涂抹润滑剂后缓慢地插入患者肛门至直肠部位7～10 cm，细管插入长度35～50 cm，再用电子钳或止血钳固定。

把配制好的中药药液放入贮药瓶向肠道内灌注，保留1～2小时。

肠道给药

拔管并交代注意事项，关机。

治疗结束

消毒整理 → 治疗过程中观察患者面色、呼吸，观察治疗屏幕上显示的各种参数，并询问患者的感受。患者如有不适，立即停止治疗。

整理床单元，清理用物。机器、床单元、治疗室按消毒技术规范要求消毒。

记录

图6-4-3　机器结肠透析法操作流程图

第五节　中药雾化法

中药雾化法是在继承中医传统熏洗法的基础上，选用不同组方的中药药液置入雾化器中，借助高速氧气气流，使药液形成微小的雾粒，再熏于治疗部位，达到治疗目的的方法。具有药物起效快、用药量少、局部药物浓度高而全身不良反应少等优点。

一、适应证

1. 咽喉部：声嘶、急慢性扁桃体炎、急慢性咽喉炎、声带小结、声带息肉等。

2. 眼部：细菌性结膜炎、变应性结膜炎、眼睑皮炎、角膜炎等。

二、评估内容

1. 了解患者身体状况、既往史、过敏史、对雾化的耐受程度。

2. 检查患者咽喉黏膜、眼部情况。

3. 评估病房环境。

三、用物准备

遵医嘱备中药药液、砂轮、剪刀、棉签、治疗盘、一次性注射器、一次性无菌治疗巾、吸氧装置（中心供氧）或超声雾化机、氧气湿化瓶、一次性雾化器或一次性雾化管、无菌纱布、弯盘。

四、操作流程

（一）操作前准备

1. 仪表大方，举止端庄，态度和蔼，洗手，戴口罩。

2. 核对医嘱，评估患者，做好解释，嘱患者排空二便。

3. 核对药物，并配制药液，备齐用物，携至患者床旁。

4.协助患者取舒适体位，成人或较大儿童取坐位，病情危重者或婴幼儿取侧卧位。

（二）操作中

1.将吸氧装置插入氧气设备带，再次核对执行单及药物，根据医嘱将所需药液加入雾化器储液罐，注入药量 8 ～ 10 mL（以雾化器外侧所刻"MAX"标志为限）。雾化器连接管一端连接吸氧装置，另一端连接雾化器储液罐的接口，将口含器或面罩安装到雾化器上。

2.打开氧气开关，将氧流量调至每分钟 4 ～ 6 L（此时气雾能达到细雾状态，利于药液在治疗局部的吸收，以达到最佳疗效），确定氧气流出通畅，调节气雾大小。

3.雾化方法。

（1）咽喉部。嘱患者含紧口含器或将面罩罩住口鼻，深吸气后憋气 1 ～ 2 秒，鼻孔缓慢呼气，重复此步骤直至药液全部雾化完毕（图 6-5-1）。一般雾化 10 ～ 15 分钟，最长不超过 20 分钟。

（2）眼部。教会患者一手握雾化口含器或一次性雾化管口（其距离眼睑约 10 cm），让雾气徐徐吹到眼球表面（图 6-5-2）。在雾化过程中，患者应睁眼看上、下、左、右各个方位，一手拿纸巾，随时擦拭脸颊雾露，双眼同时雾化时 1 ～ 2 分钟后交换。

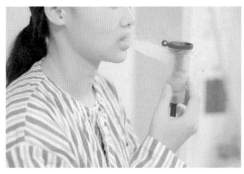

图 6-5-1 中药喷喉

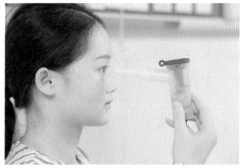

图 6-5-2 中药喷眼

4.操作过程中密切观察患者病情变化，根据患者感受调节雾量大小。如有患儿烦躁哭闹剧烈时暂停雾化，患者感到疲劳时休息片刻再进行雾化。

（三）操作后

1. 雾化结束后，关闭氧气，撤去雾化器，协助患者漱口并擦净患者口周或眼周的残留雾滴。再次检查患者咽喉黏膜、眼部情况。询问患者感受。

2. 协助患者取舒适体位，整理床单元。

3. 交代注意事项。告知患者保持口腔或眼部清洁，如有不适及时告知医务人员，饮食宜选清热滋阴之品。

4. 整理用物，交代患者自行用清水清洗雾化器及口含器，备用。

5. 洗手，记录。

五、注意事项

1. 严格执行查对制度和遵循消毒隔离原则。

2. 先调节流量再开始雾化，指导患者采用正确的雾化方法。

3. 行咽喉部雾化时，避免小儿哭闹，保持平静呼吸即可。

4. 行眼部雾化时，患者眼睛需平视前方，雾量宜小，时间为 15～20 分钟，避免因雾量过大或雾化时间过长造成角膜水肿。雾化管口与眼睑距离约 10 cm，避免误伤角膜。

5. 正确使用吸氧装置，注意用氧安全，室内应避免火源。氧气湿化瓶内勿盛水，以免液体进入雾化器内使药液稀释而影响疗效。

6. 雾化所用药液须现配现用，中药制剂须常温放置，并过滤无渣后方可使用。

7. 雾化过程要注意观察患者反应，如出现胸闷或眼部严重辣痛等不适，及时调整雾量或暂停治疗。

8. 雾化完毕后嘱患者及时洗脸或用湿毛巾擦干雾露。

六、常见并发症及处理

（一）过敏反应

1. 表现。

（1）呼吸道症状患者出现喘息，或原有喘息症状加重。

（2）全身症状过敏性红斑，可伴有寒战，较少出现过敏性休克。

2. 预防措施。

（1）行雾化吸入之前，询问患者有无药物过敏史。

（2）雾化过程中注意观察患者反应。

3. 处理措施。

（1）患者出现临床症状时，立即终止雾化吸入。

（2）建立静脉通道，应用抗过敏药物，如地塞米松等。

（3）密切观察患者生命体征及病情变化，如有休克积极予抗休克治疗。

（二）角膜水肿

1. 表现。患者主诉眼睛有短暂视物模糊现象，裂隙灯检查角膜有水肿情况发生。

2. 预防措施。雾化过程中注意观察患者角膜是否有水肿及其他不适情况。

3. 处理措施。

（1）患者出现临床不适症状时，立即终止雾化。

（2）通过药物治疗，给予患者服用激素和局部用药。

七、评分标准

中药雾化法操作考核评分标准如表 6-5-1 所示。

表 6-5-1 中药雾化法操作考核评分标准

（满分 100 分）

项目		评分要点	分值	得分	扣分及原因
操作前准备 20 分	仪表	仪表大方，举止端庄，态度和蔼，洗手，戴口罩。	3		
	核对	核对医嘱、治疗单，核对信息完整、准确无误。	5		
	评估	1. 了解患者身体状况、既往史、过敏史、对雾化的耐受程度。 2. 检查患者咽喉黏膜、眼部情况。 3. 评估病房环境。	8		

续表

项目		评分要点	分值	得分	扣分及原因
操作前准备 20分	用物准备	遵医嘱备中药药液、砂轮、剪刀、棉签、治疗盘、一次性注射器、一次性无菌治疗巾、吸氧装置（中心供氧）或超声雾化机、氧气湿化瓶、一次性雾化器或一次性雾化管、无菌纱布、弯盘。	4		
操作过程 60分	核对告知	核对患者身份信息，向患者解释操作目的和配合方法。	5		
	体位	协助患者取舒适体位，成人或较大儿童取坐位，病情危重者或婴幼儿取侧卧位。	2		
	操作	1. 将吸氧装置插入氧气设备带，再次核对执行单及药物，根据医嘱将所需药液加入雾化器储液罐，注入药量 8 ~ 10 mL（以雾化器外侧所刻"MAX"标志为限）。雾化器连接管一端连接吸氧装置，另一端连接雾化器储液罐的接口，将口含器或面罩安装到雾化器上。 2. 打开氧气开关，将氧流量调至每分钟 4 ~ 6 L，确定氧气流出通畅，调节气雾大小。 3. 雾化方法。 （1）咽喉部。嘱患者含紧口含器或将面罩罩住口鼻，深吸气后憋气 1 ~ 2 秒，鼻孔缓慢呼气，重复此步骤直至药液全部雾化完毕。一般雾化 10 ~ 15 分钟，最长不超过 20 分钟。 （2）眼部。教会患者一手握雾化口含器或一次性雾化管口（其距离眼睑约 10 cm），让雾气徐徐吹到眼球表面。在雾化过程中，患者应睁眼看上、下、左、右各个方位，一手拿纸巾，随时擦拭脸颊雾露，双眼同时雾化时 1 ~ 2 分钟后交换。	40		
	观察	观察雾化反应及效果。	5		

续表

项目		评分要点	分值	得分	扣分及原因
操作过程 60分	整理	雾化结束后，关闭氧气，撤去雾化器，协助患者漱口并擦净患者口周或眼周的残留雾滴。协助患者取舒适体位，整理床单元。	5		
	交代注意事项	告知患者保持口腔或眼部清洁，如有不适及时告知医务人员，饮食宜选清热滋阴之品。	3		
终末质量 20分	操作后评价	1. 语言通俗易懂，态度和蔼，沟通有效。 2. 全过程动作熟练、规范，符合操作原则。 3. 患者配合操作、无不良反应。	8		
	记录	记录及时、完整、准确。	2		
	回答问题	1. 目的：祛风止咳、止痒，滋阴润喉，清热解毒，清肝明目。 2. 注意事项。 （1）严格执行查对制度和遵循消毒隔离原则。 （2）先调节流量再开始雾化，指导患者正确的雾化方法。 （3）行咽喉部雾化时，避免小儿哭闹，保持平静呼吸即可。 （4）行眼部雾化时，患者眼睛需平视前方，雾量宜小，时间为15～20分钟，避免因雾量过大或雾化时间过长造成角膜水肿。雾化管口与眼睑距离约10cm，避免误伤角膜。 （5）正确使用吸氧装置，注意用氧安全，室内应避免火源。氧气湿化瓶内勿盛水，以免液体进入雾化器内使药液稀释而影响疗效。 （6）雾化所用药液须现配现用，中药制剂须常温放置，并过滤无渣后方可使用。 （7）雾化过程要注意观察患者反应，如出现胸闷或眼部严重辣痛等不适，及时调整雾量或暂停治疗。 （8）雾化完毕后嘱患者及时洗脸或用湿毛巾擦干雾露。	10		

八、操作流程图

中药雾化法操作流程如图 6-5-3 所示。

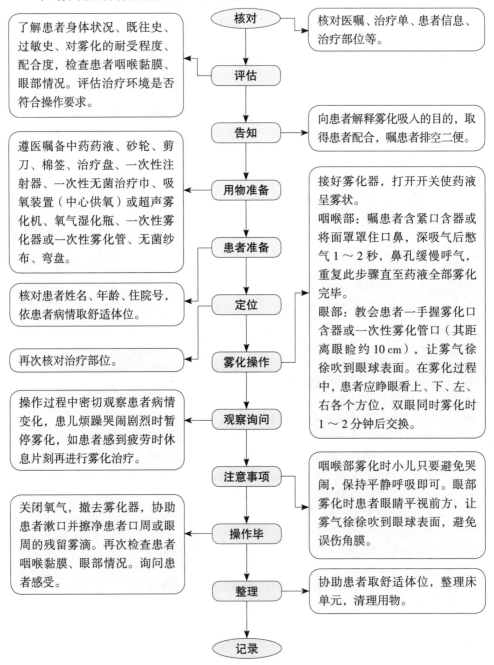

图 6-5-3　中药雾化法操作流程图

参考文献

［1］孙秋华.中医护理学：第4版［M］.北京：人民卫生出版社，2017.

［2］吴勉华，王新月.中医内科学［M］.北京：中国中医药出版社，2012.

［3］谢锡亮.谢锡亮灸法：第5版［M］.北京：人民军医出版社，2019.

［4］刘清泉.中医急诊学［M］.北京：中国中医药出版社，2013.

［5］中华中医药学会.中医护理常规技术操作规程［M］.北京：中国中医药出版社，2006.

［6］陈佩仪.中医护理学基础：中医特色：第2版［M］.北京：人民卫生出版社，2017.

［7］任知波.脐灸［M］.杭州：浙江大学出版社，2019.

［8］郭长青.中医脐疗［M］.北京：中国医药科技出版社，2021.

［9］何天有.何氏药物铺灸疗法［M］.北京：中国中医药出版社，2010.

［10］王富春.灸法医鉴［M］.北京：科学技术文献出版社，2009.

［11］何天有.何氏铺灸治百病：灸法的重大突破［M］.北京：中国中医药出版社，2013.

［12］温木生.中国穴位灸疗大全［M］.赤峰：内蒙古科学技术出版社，2016.

［13］吴焕淦，郑锦，马晓芃，等.中国灸法学现代研究［M］.上海：上海科学技术出版社，2013.

［14］严兴科，赵中亭.针灸特色疗法学［M］.兰州：甘肃科学技术出版社，2018.

［15］黄汉儒.中国壮医学［M］.2版.南宁：广西民族出版社，2016.

［16］黄瑾明，宋宁，黄凯，等.壮医针灸学［M］.北京：中国中医药出版社，2017.

［17］梁繁荣，王华.针灸学［M］.北京：中国中医药出版社，2016.

［18］徐桂华，胡慧.中医护理学基础［M］.北京：中国中医药出版社，2016.

［19］田从豁，彭冬青.中国敷贴治疗学［M］.北京：中国中医药出版社，2015.

［20］葛洪.肘后备急方［M］.北京：中国中医药出版社，2016.

［21］郭长青，杨淑娟.图解穴位敷贴疗法［M］.北京：中国医药科技出版社，2012.

[22] 刘保延, 彭锦. 常见病中医穴位敷贴疗法 [M]. 北京: 中医古籍出版社, 2010.

[23] 宋世昌, 曹清河, 张玉铭. 穴位敷贴疗法 [M]. 郑州: 河南科学技术出版社, 2019.

[24] 黄丽春. 耳穴治疗学 [M]. 北京: 科学技术文献出版社, 2009.

[25] 陈红风. 中医外科学: 第4版 [M]. 北京: 中国中医药出版社, 2018.

[26] 袁长津, 罗坤华. 中医临床 "三基" 训练: 护理分册 [M]. 北京: 科学技术文献出版社, 2006.

[27] 刘明军. 中医外治技术 [M]. 北京: 中国中医药出版社, 2006.

[28] 张翠娣. 临床常用中西医护理技术操作教程 [M]. 北京: 清华大学出版社, 2012.

[29] 郭淑明, 贾爱芹. 临床护理操作培训手册 [M]. 北京: 人民军医出版社, 2012.

[30] 张雅丽, 何文忠. 临床护士实践指导手册 [M]. 北京: 军事医学科学出版社, 2014.

[31] 蒋运兰, 王芳. 中医护理理论与实践精编 [M]. 北京: 人民卫生出版社, 2021.

[32] 郝小波. 眼病中医外治 [M]. 南宁: 广西民族出版社, 2014.

[33] 徐桂华, 张先庚. 中医临床护理学: 中医特色 [M]. 北京: 人民卫生出版, 2017.

[34] 刘姝, 杨明艳, 林志红, 等. 中医护理适宜技术临床实践标准 [M]. 郑州: 河南科技出版社, 2021.

[35] 崔霞. 实用儿科常见病中医外治法 [M]. 北京: 中国中医药出版社, 2017.

[36] 潘虹, 丁劲, 刘小勤. 中医外治护理技术操作手册 [M]. 北京: 人民卫生出版社, 2021.

[37] 常小荣, 刘迈兰. 穴位注射疗法 [M]. 北京: 中国医药科技出版社, 2019.

[38] 凌昌全, 周庆辉, 顾伟. 腕踝针 [M]. 上海: 上海科学技术出版社, 2017.

[39] 侯玉铎. 腕踝针 [M]. 北京: 科学出版社, 2014.

[40] 房敏, 宋柏林. 推拿学 [M]. 北京: 中国中医药出版社, 2016.

[41] 李乐之, 路潜. 外科护理学: 第7版 [M]. 北京: 人民卫生出版社, 2021.

[42] 佘延芬, 杨继军. 刮痧疗法 [M]. 北京: 中国中医药出版社, 2018.

[43] 王富春, 周丹. 刮痧疗法手册 [M]. 北京: 人民卫生出版社, 2020.

[44] 张秀勤, 郝万山. 全息经络刮痧宝典 [M]. 北京: 北京出版社, 2020.

[45] 程爵棠, 程功文. 刮痧疗法治百病: 第5版 [M]. 郑州: 河南科学技术出版社, 2017.

［46］黄贵华，黄瑾明，黄敬伟．壮医优势病种诊疗、护理及技术规范［M］．南宁：广西民族出版社，2011.

［47］黄贵华．广西黄氏壮医针灸流派临床经验全图解［M］．北京：人民卫生出版社，2019.

［48］吕艳，黄贵华，韦衡秋，等．恒温雷火灸标准操作流程在胃脘痛护理中的规范化研究［J］．护理研究，2015，29（4）：1297-1299.

［49］薛昊，张建斌，陈仁寿．雷火神针之"源"与"流"［J］．中国针灸，2018，38（4）：440-444.

［50］曹思思，史磊，王磊，等．药浴的中医源流及应用［J］．中华中医药杂志，2020，35（8）：4101-4105.

［51］陈蕾蕾，姜梦笔，黄高，等．《本草纲目》药浴研究［J］．时珍国药国药，2021，32（10）：2529-2531.